MW01710621

L'agenda de *ma grossesse*

LAROUSSE

21 Rue Du Montparnasse 75283 Paris cedex 06

Les textes de cet agenda sont extraits et adaptés de l'ouvrage
Bien vivre votre grossesse
(Larousse, 2005) réalisé sous la direction du docteur Anne THÉAU,
gynécologue obstétricienne (maternité Saint-Vincent-de-Paul, Paris)

Direction éditoriale
Carole Bat

Coordination éditoriale
Marie-Jeanne Miniscloux

Direction artistique
Emmanuel Chaspoul, *assisté de* Martine Debrais

Conception graphique et réalisation
Sophie Compagne

Couverture
Isabelle Chemin, *sous la direction*
de Véronique Laporte

Lecture-correction
Chantal Pagès *et* Isabelle Trévinal

Illustrations
Dessins Isabelle Chemin
Graphique Laurent Blondel
Photographies de l'intérieur Olivier Ploton
Pages d'ouvertures Pascal Houdart
Échographies Marc Althuser
avec l'aimable concours du docteur Roger Bessis, échographiste

Fabrication
Annie Botrel

ISBN : 978-2-03-584373-9

L'agenda de ma grossesse

Ce petit *Agenda* réunit à la fois les informations indispensables à connaître tout au long de la grossesse et une quantité de conseils pratiques. Chaque semaine, vous pourrez noter les résultats de vos tests, votre prise de poids et tous les changements que vous vivrez. Il vous permettra de concilier votre vie de femme et de future maman et d'anticiper en toute sérénité vos démarches médicales et administratives. Commencez par le personnaliser en complétant le mémo ci-dessous.

Mémo personnel

Votre groupe sanguin ______________________

Votre numéro de Sécurité sociale ______________________

Adresse de votre caisse primaire d'assurance maladie ______________________

____

Votre numéro d'allocataire à la CAF ______________________

Adresse de votre centre ______________________

Numéro de contrat à votre mutuelle ______________________

Adresse de votre mutuelle ______________________

Numéro de sociétaire à votre assurance ______________________

Adresse de votre assurance ______________________

Coordonnées de la maternité ______________________

Coordonnées de votre médecin traitant / gynécologue

____

Coordonnées de votre sage-femme ______________________

Coordonnées de votre échographe ______________________

Taxi ______________________

Ambulance ______________________

Coordonnées où joindre le futur papa ______________________

Autres numéros de téléphone utiles ______________________

abécédaire de la grossesse

Retrouvez à travers cet abécédaire les sujets que vous recherchez. La numérotation renvoie à la semaine dans laquelle est traité ce point (la notation 2 apr-n, par exemple, invite à se reporter à la 2e semaine après la naissance). Les mots en gras font l'objet d'un développement plus important.

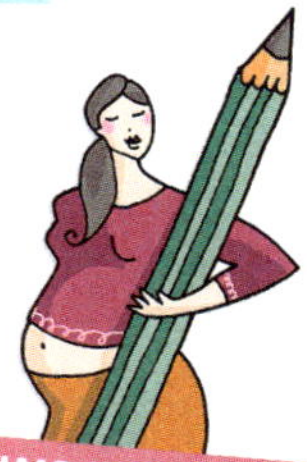

IMPORTANT

POUR VOUS AIDER À CIRCULER AISÉMENT À L'INTÉRIEUR DE CET AGENDA DE LA GROSSESSE, DES RENVOIS FIGURANT ENTRE PARENTHÈSES, COMME (VOIR 3), INDIQUENT LE NUMÉRO DE LA SEMAINE, INSCRIT EN HAUT DE PAGE, DANS LAQUELLE SE TROUVE UN COMPLÉMENT D'INFORMATION.

Le calendrier planning de votre grossesse **2009**

janvier	février	mars	avril
J 1	D 1	D 1	M 1
V 2	L 2	L 2	J 2
S 3	M 3	M 3	V 3
D 4	M 4	M 4	S 4
L 5	J 5	J 5	D 5
M 6	V 6	V 6	L 6
M 7	S 7	S 7	M 7
J 8	D 8	D 8	M 8
V 9	L 9	L 9	J 9
S 10	M 10	M 10	V 10
D 11	M 11	M 11	S 11
L 12	J 12	J 12	D 12
M 13	V 13	V 13	L 13
M 14	S 14	S 14	M 14
J 15	D 15	D 15	M 15
V 16	L 16	L 16	J 16
S 17	M 17	M 17	V 17
D 18	M 18	M 18	S 18
L 19	J 19	J 19	D 19
M 20	V 20	V 20	L 20
M 21	S 21	S 21	M 21
J 22	D 22	D 22	M 22
V 23	L 23	L 23	J 23
S 24	M 24	M 24	V 24
D 25	M 25	M 25	S 25
L 26	J 26	J 26	D 26
M 27	V 27	V 27	L 27
M 28	S 28	S 28	M 28
J 29		D 29	M 29
V 30		L 30	J 30
S 31		M 31	

*Sur ce calendrier vous allez pouvoir inscrire tous les rendez-vous et moments importants qui jalonneront vos mois de grossesse. Dès que vous en avez connaissance, indiquez bien où commencent votre première semaine d'aménorrhée (absence de règles), ainsi que toutes les suivantes. Notez également en haut de chaque page de droite dans l'*Agenda de ma grossesse *les dates correspondantes.*

Le calendrier planning de votre grossesse **2009**

mai	juin	juillet	août
V 1	L 1	M 1	S 1
S 2	M 2	J 2	D 2
D 3	M 3	V 3	L 3
L 4	J 4	S 4	M 4
M 5	V 5	D 5	M 5
M 6	S 6	L 6	J 6
J 7	D 7	M 7	V 7
V 8	L 8	M 8	S 8
S 9	M 9	J 9	D 9
D 10	M 10	V 10	L 10
L 11	J 11	S 11	M 11
M 12	V 12	D 12	M 12
M 13	S 13	L 13	J 13
J 14	D 14	M 14	V 14
V 15	L 15	M 15	S 15
S 16	M 16	J 16	D 16
D 17	M 17	V 17	L 17
L 18	J 18	S 18	M 18
M 19	V 19	D 19	M 19
M 20	S 20	L 20	J 20
J 21	D 21	M 21	V 21
V 22	L 22	M 22	S 22
S 23	M 23	J 23	D 23
D 24	M 24	V 24	L 24
L 25	J 25	S 25	M 25
M 26	V 26	D 26	M 26
M 27	S 27	L 27	J 27
J 28	D 28	M 28	V 28
V 29	L 29	M 29	S 29
S 30	M 30	J 30	D 30
D 31		V 31	L 31

Dates importantes et liste des rendez-vous à inscrire :

- date des dernières règles
- date de fécondation
- 1re consultation
- consultations et examens obligatoires
- déclaration de grossesse
- 1re, 2e, 3e échographies
- début préparation accouchement
- préparation valise pour la maternité
- début congés maternité
- consultation d'anesthésie
- réservation crèche
- date de l'accouchement

Le calendrier planning de votre grossesse 2009

septembre	octobre	novembre	décembre
M 1	J 1	D 1	M 1
M 2	V 2	L 2	M 2
J 3	S 3	M 3	J 3
V 4	D 4	M 4	V 4
S 5	L 5	J 5	S 5
D 6	M 6	V 6	D 6
L 7	M 7	S 7	L 7
M 8	J 8	D 8	M 8
M 9	V 9	L 9	M 9
J 10	S 10	M 10	J 10
V 11	D 11	M 11	V 11
S 12	L 12	J 12	S 12
D 13	M 13	V 13	D 13
L 14	M 14	S 14	L 14
M 15	J 15	D 15	M 15
M 16	V 16	L 16	M 16
J 17	S 17	M 17	J 17
V 18	D 18	M 18	V 18
S 19	L 19	J 19	S 19
D 20	M 20	V 20	D 20
L 21	M 21	S 21	L 21
M 22	J 22	D 22	M 22
M 23	V 23	L 23	M 23
J 24	S 24	M 24	J 24
V 25	D 25	M 25	V 25
S 26	L 26	J 26	S 26
D 27	M 27	V 27	D 27
L 28	M 28	S 28	L 28
M 29	J 29	D 29	M 29
M 30	V 30	L 30	M 30
	S 31		J 31

Dates importantes et liste des rendez-vous à inscrire :

- date des dernières règles
- date de fécondation
- 1re consultation
- consultations et examens obligatoires
- déclaration de grossesse
- 1re, 2e, 3e échographies
- début préparation accouchement
- préparation valise pour la maternité
- début congés maternité
- consultation d'anesthésie
- réservation crèche
- date de l'accouchement

Le calendrier planning de votre grossesse 2010

janvier	février	mars	avril
V 1	L 1	L 1	J 1
S 2	M 2	M 2	V 2
D 3	M 3	M 3	S 3
L 4	J 4	J 4	D 4
M 5	V 5	V 5	L 5
M 6	S 6	S 6	M 6
J 7	D 7	D 7	M 7
V 8	L 8	L 8	J 8
S 9	M 9	M 9	V 9
D 10	M 10	M 10	S 10
L 11	J 11	J 11	D 11
M 12	V 12	V 12	L 12
M 13	S 13	S 13	M 13
J 14	D 14	D 14	M 14
V 15	L 15	L 15	J 15
S 16	M 16	M 16	V 16
D 17	M 17	M 17	S 17
L 18	J 18	J 18	D 18
M 19	V 19	V 19	L 19
M 20	S 20	S 20	M 20
J 21	D 21	D 21	M 21
V 22	L 22	L 22	J 22
S 23	M 23	M 23	V 23
D 24	M 24	M 24	S 24
L 25	J 25	J 25	D 25
M 26	V 26	V 26	L 26
M 27	S 27	S 27	M 27
J 28	D 28	D 28	M 28
V 29		L 29	J 29
S 30		M 30	V 30
D 31		M 31	

Dates importantes et liste des rendez-vous à inscrire :

- date des dernières règles
- date de fécondation
- 1re consultation
- consultations et examens obligatoires
- déclaration de grossesse
- 1re, 2e, 3e échographies
- début préparation accouchement
- préparation valise pour la maternité
- début congés maternité
- consultation d'anesthésie
- réservation crèche
- date de l'accouchement

Le calendrier planning de votre grossesse **2010**

mai		juin		juillet		août	
S	1	M	1	J	1	D	1
D	2	M	2	V	2	L	2
L	3	J	3	S	3	M	3
M	4	V	4	D	4	M	4
M	5	S	5	L	5	J	5
J	6	D	6	M	6	V	6
V	7	L	7	M	7	S	7
S	8	M	8	J	8	D	8
D	9	M	9	V	9	L	9
L	10	J	10	S	10	M	10
M	11	V	11	D	11	M	11
M	12	S	12	L	12	J	12
J	13	D	13	M	13	V	13
V	14	L	14	M	14	S	14
S	15	M	15	J	15	D	15
D	16	M	16	V	16	L	16
L	17	J	17	S	17	M	17
M	18	V	18	D	18	M	18
M	19	S	19	L	19	J	19
J	20	D	20	M	20	V	20
V	21	L	21	M	21	S	21
S	22	M	22	J	22	D	22
D	23	M	23	V	23	L	23
L	24	J	24	S	24	M	24
M	25	V	25	D	25	M	25
M	26	S	26	L	26	J	26
J	27	D	27	M	27	V	27
V	28	L	28	M	28	S	28
S	29	M	29	J	29	D	29
D	30	M	30	V	30	L	30
L	31			S	31	M	31

Dates importantes et liste des rendez-vous à inscrire :

- date des dernières règles
- date de fécondation
- 1re consultation
- consultations et examens obligatoires
- déclaration de grossesse
- 1re, 2e, 3e échographies
- début préparation accouchement
- préparation valise pour la maternité
- début congés maternité
- consultation d'anesthésie
- réservation crèche
- date de l'accouchement

Le calendrier planning de votre grossesse 2010

septembre	octobre	novembre	décembre
M 1	V 1	L 1	M 1
J 2	S 2	M 2	J 2
V 3	D 3	M 3	V 3
S 4	L 4	J 4	S 4
D 5	M 5	V 5	D 5
L 6	M 6	S 6	L 6
M 7	J 7	D 7	M 7
M 8	V 8	L 8	M 8
J 9	S 9	M 9	J 9
V 10	D 10	M 10	V 10
S 11	L 11	J 11	S 11
D 12	M 12	V 12	D 12
L 13	M 13	S 13	L 13
M 14	J 14	D 14	M 14
M 15	V 15	L 15	M 15
J 16	S 16	M 16	J 16
V 17	D 17	M 17	V 17
S 18	L 18	J 18	S 18
D 19	M 19	V 19	D 19
L 20	M 20	S 20	L 20
M 21	J 21	D 21	M 21
M 22	V 22	L 22	M 22
J 23	S 23	M 23	J 23
V 24	D 24	M 24	V 24
S 25	L 25	J 25	S 25
D 26	M 26	V 26	D 26
L 27	M 27	S 27	L 27
M 28	J 28	D 28	M 28
M 29	V 29	L 29	M 29
J 30	S 30	M 30	J 30
	D 31		V 31

Dates importantes et liste des rendez-vous à inscrire :

- date des dernières règles
- date de fécondation
- 1re consultation
- consultations et examens obligatoires
- déclaration de grossesse
- 1re, 2e, 3e échographies
- début préparation accouchement
- préparation valise pour la maternité
- début congés maternité
- consultation d'anesthésie
- réservation crèche
- date de l'accouchement

Le futur bébé au fil des neuf mois de grossesse

Le 1er mois

L'œuf se fixe dans la muqueuse de l'utérus et devient progressivement un embryon, dont la formation s'achève vers la 4e semaine (6e semaine d'aménorrhée). Il ressemble alors à un petit haricot.

Le 2ème mois

Encore à l'état d'ébauche, tous les organes apparaissent dans l'embryon. C'est vers 7 ou 8 semaines de gestation que s'élaborent les muscles, les nerfs et la moelle osseuse.

Le 3ème mois

Appelé désormais « fœtus », le futur bébé possède déjà un sexe différencié. Vers 10 semaines de gestation, les principaux organes sont en place, mais encore immatures. Le placenta est déjà bien délimité.

Le 4ème mois

Les sens du goût et du toucher du fœtus sont presque arrivés à maturité. Le fœtus se familiarise avec le goût du liquide amniotique dans lequel il baigne et qu'il absorbe par la peau ou en l'avalant.

Le 5ème mois

Dans le cerveau, les cellules nerveuses se sont multipliées, et tout est en place.
Déjà, le nez et la bouche sont bien clairement dessinés et les traits du visage assez fins.

Le 6ème mois

Les mains du fœtus sont formées et il possède le sens du toucher. Le futur bébé bouge vraiment beaucoup, alternant les phases de sommeil et d'éveil. Il suce souvent son pouce. Tous ses os vont grandir et s'épaissir progressivement jusqu'à sa naissance.

Le 7ème mois

Le futur bébé entend bien les bruits de l'extérieur et sursaute si une porte claque. Il peut désormais ouvrir les yeux.
À la fin du mois, il mesure 42 cm et pèse 1,5 kg, voire un peu plus. Il remue donc moins dans l'utérus.

Le 8ème mois

Le bébé a beaucoup grossi et grandi. Il occupe tout l'espace disponible, se sent de plus en plus à l'étroit et commence à avoir du mal à bouger. Il se met déjà en position pour l'accouchement et sa peau devient plus lisse.

Le 9ème mois

La petite couche de graisse (appelée « vernix caseosa ») sur la peau s'est en partie détachée et flotte dans le liquide amniotique. Bébé peut naître maintenant quand il le souhaite, quand il se sentira prêt…

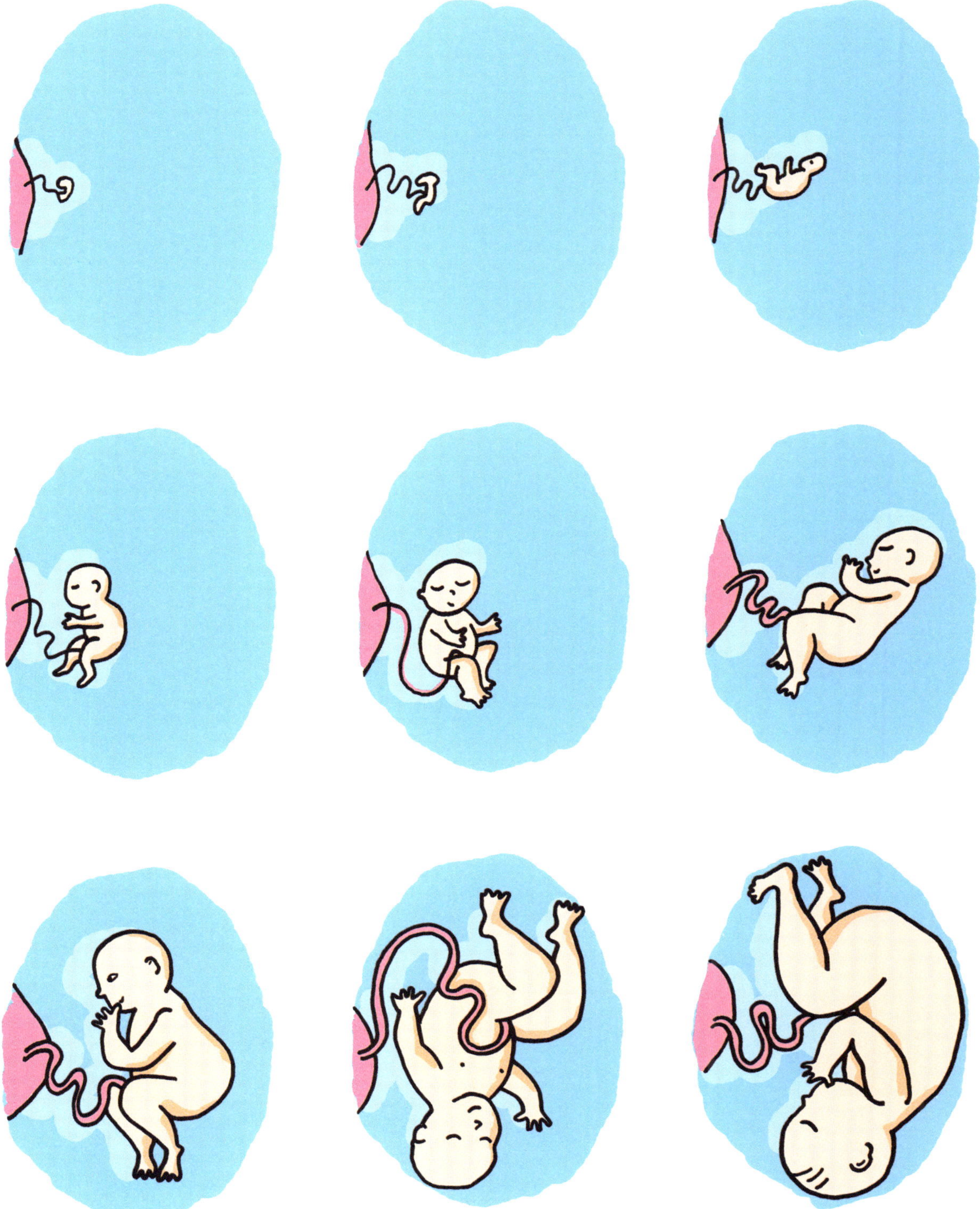

Désirer un enfant puis le porter en soi
sont des étapes qui préparent, de façon différente,
à devenir mère. L'annonce de la grossesse est
en général un grand moment de bonheur.
Au cours du premier trimestre,
votre corps se transforme déjà, même si certains
changements passent plus ou moins inaperçus.

1er trimestre

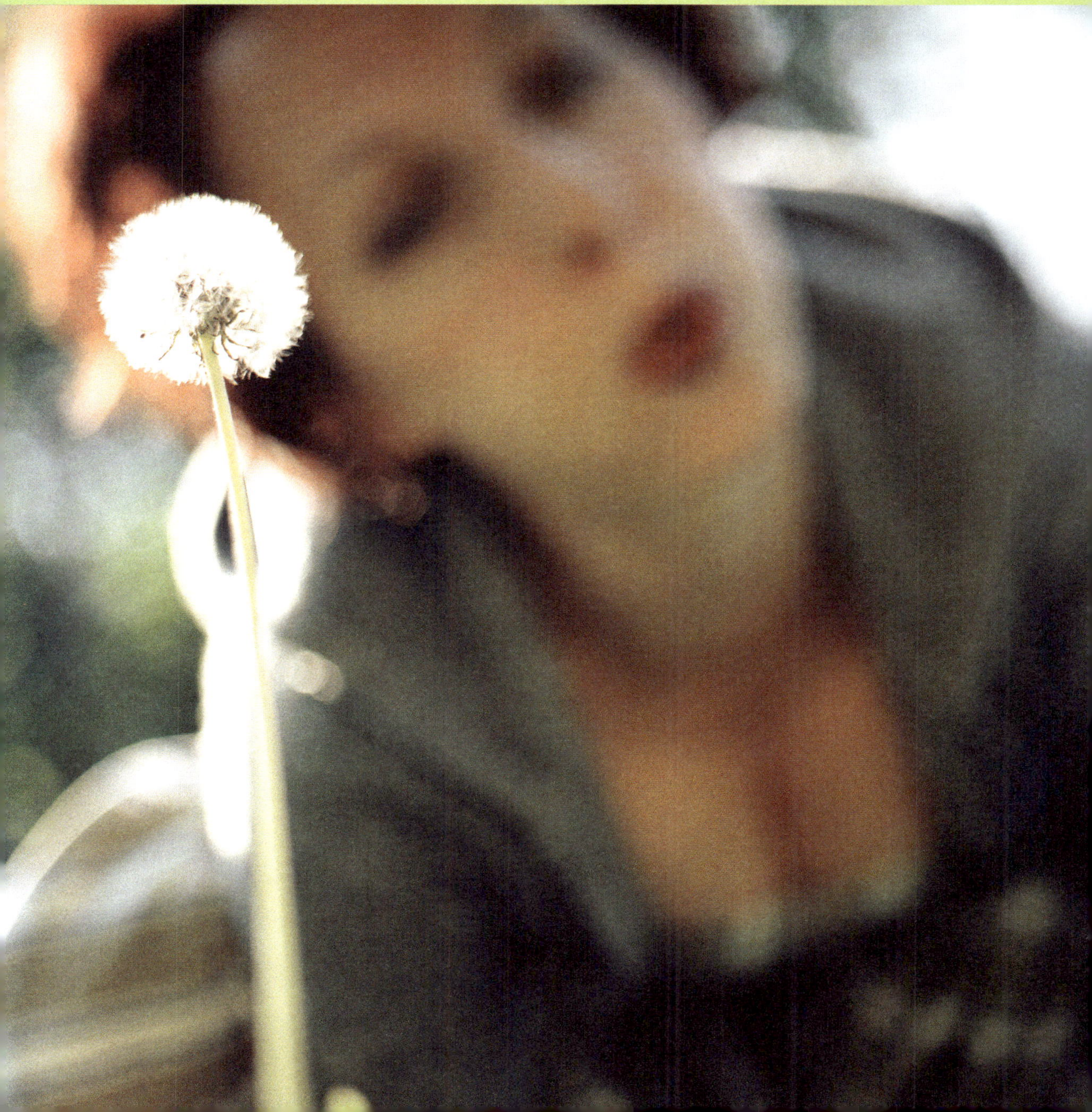

le choix d'être maman

la part de l'inconscient

Pour une femme, désirer un enfant, c'est aussi désirer être mère. Peut-être, petite fille rêviez-vous déjà d'être un jour maman ? Le moment venu, le passage de l'état de fille à celui de mère n'est pas si évident, une femme remet souvent en jeu des sentiments qui la lient à ses parents. Vous pouvez ainsi souhaiter ressembler à votre mère ou bien, à l'inverse, chercher à vous opposer à elle, en fondant une famille analogue à celle dont vous êtes issue ou au contraire très différente.

un projet à deux

La rencontre amoureuse a pu être décisive pour vous. Mais le choix de devenir maman s'intègre souvent dans un plan de vie et va engager votre couple dans un projet commun. Construire une famille signifie aussi que vous avez sans doute acquis une certaine maturité et un équilibre dans votre existence et avec votre compagnon.

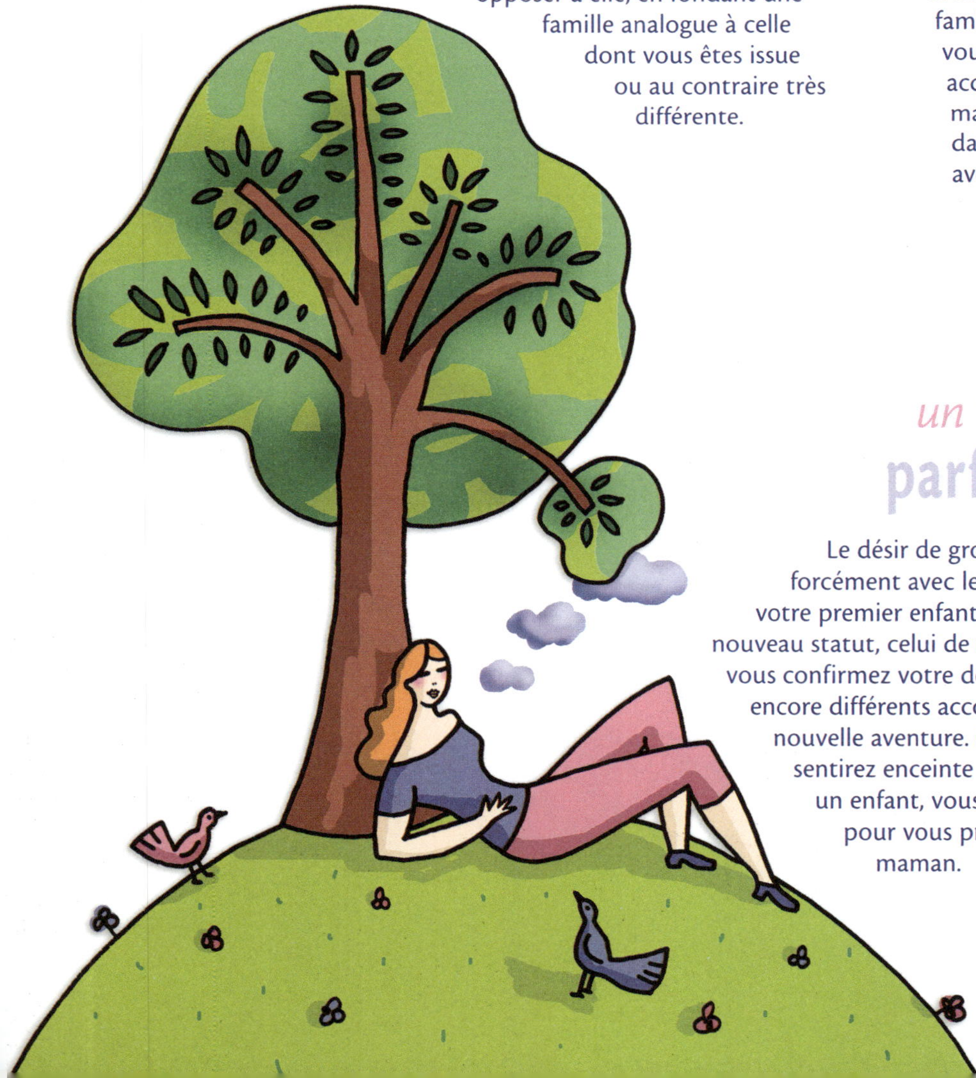

un désir parfois ambigu

Le désir de grossesse ne coïncide pas forcément avec le désir d'enfant. Avec votre premier enfant, vous accédez à un nouveau statut, celui de mère ; avec les suivants, vous confirmez votre désir et des sentiments encore différents accompagneront cette nouvelle aventure. Mais dès que vous vous sentirez enceinte et que vous attendrez un enfant, vous aurez alors neuf mois pour vous préparer à devenir maman.

1ère semaine

DATE du ____ au ____

Rendez-vous

À faire

Notes

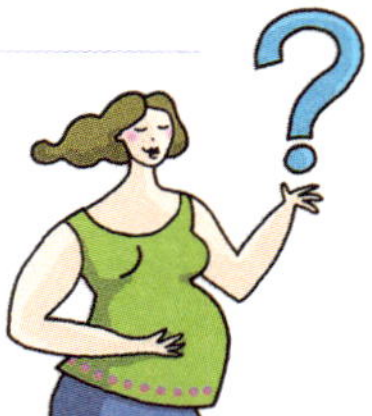

LE SAVIEZ-VOUS ?

Le délai moyen pour que débute une grossesse est d'environ 6 mois. Certains couples conçoivent dès le premier cycle ; d'autres patientent près de 2 ans.

enceinte ou non

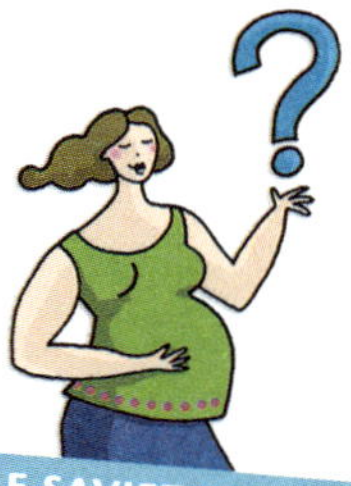

LE SAVIEZ-VOUS ?

LE FAIT D'AVOIR PRIS LA PILULE N'INFLUE PAS SUR LE DÉLAI D'ATTENTE AVANT UNE GROSSESSE.

du pressentiment à la certitude

Il existe différents moyens de savoir si vous êtes bel et bien enceinte : les tests urinaires en vente en pharmacie, les analyses de sang pratiquées en laboratoire ou encore une échographie qui vous confirmera l'heureuse nouvelle. Si vous voulez détecter très tôt une grossesse, avant même le retard de règles, le mieux est de recourir à l'analyse de sang.

les premiers signes de la grossesse

Les premières semaines de grossesse ne s'accompagnent pas toujours de nausées, de fatigue ou d'un gonflement des seins. Ces signes sont aléatoires, présents chez certaines femmes seulement. C'est d'abord le retard de règles qui vous met sur la voie, même s'il ne s'agit pas là non plus d'une preuve absolue.

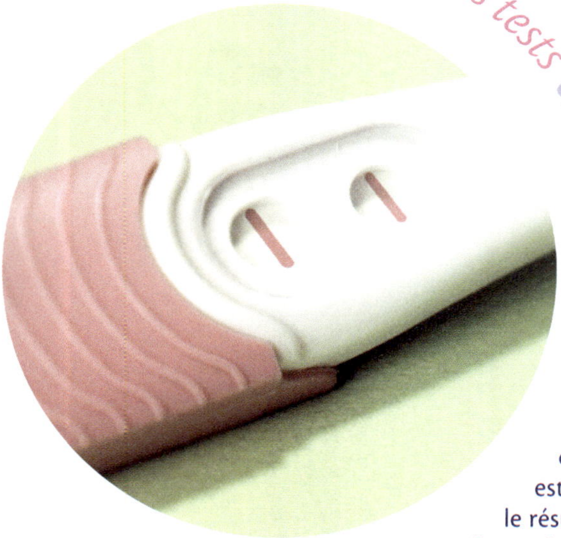

les tests urinaires de grossesse

Vous ne pouvez vous fier au résultat que s'il est positif. Quand il est négatif, il se peut que vous soyez enceinte, mais sans que cela apparaisse : le test a été fait trop tôt, sa sensibilité est trop faible, ou des urines peu concentrées ont faussé le résultat. Dans ce cas, avant d'être déçue, il est utile d'attendre quelques jours, de faire un autre test, ou encore de consulter un médecin.

2ème semaine

DATE du ____ au ____

Rendez-vous

À faire

Notes

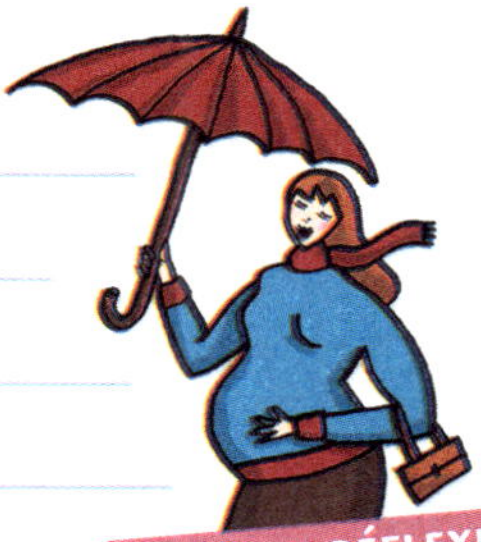

LE BON RÉFLEXE

L'analyse sanguine est en général prescrite par le médecin. Mais rien n'interdit que vous la demandiez de votre propre chef, au risque de ne pas être remboursée.

Calendrier et planning

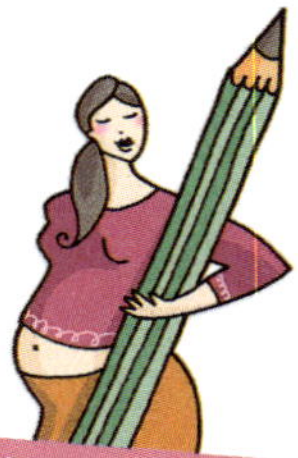

IMPORTANT

Le calcul en mois est utilisé pour donner l'âge du fœtus (ou la durée de la grossesse). Il est décalé de 2 semaines par rapport au calcul en semaines : les 6 premières semaines d'aménorrhée « correspondent » à 1 mois de grossesse.

votre planning de grossesse

Utilisez le calendrier situé au début de l'ouvrage pour indiquer les semaines d'aménorrhée qui correspondent à votre grossesse, dès que votre médecin a calculé la date d'accouchement. Vous pouvez indiquer également les dates importantes qui jalonneront ces 9 mois, comme la déclaration de grossesse, les consultations, les séances de préparation à la naissance et tous les examens (échographies, prises de sang,…) (voir 7)

le calendrier

C'est un élément important pendant la grossesse. Il permet de savoir où vous en êtes et de compter le même nombre de semaines d'aménorrhée que le médecin qui vous suit. Vous pourrez ainsi mieux comprendre la correspondance entre le nombre de semaines d'aménorrhée, le nombre de mois de grossesse révolus et le mois de grossesse en cours. Par exemple, à la fin de la 28e semaine d'aménorrhée, vous en serez à 6 mois de grossesse révolus.

la date de votre accouchement

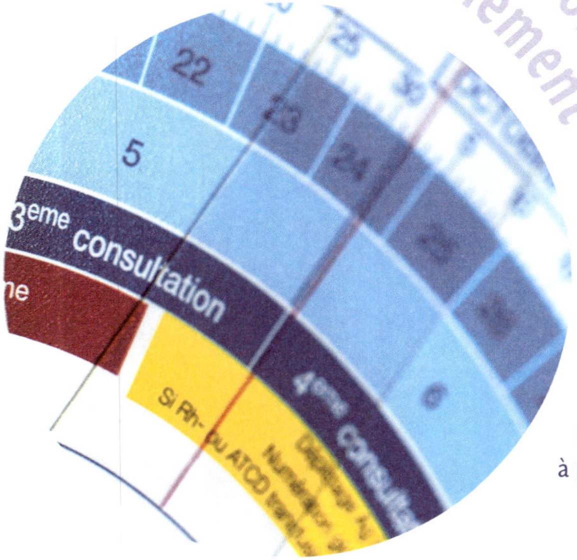

Pour calculer vous-même le terme de votre grossesse, c'est-à-dire la date théorique de votre accouchement, il existe deux méthodes : soit à partir de la date de conception (en rajoutant 9 mois), soit, plus simplement, à partir de la date du début de vos dernières règles. Ce dernier mode de calcul est employé par les médecins qui comptent en semaines d'aménorrhée (ou absence de règles). Il suffit d'ajouter 41 semaines d'aménorrhée à partir de la date de vos dernières règles.

3ème semaine

DATE du ____ au ____

Rendez-vous

À faire

Notes

l'annonce de la grossesse

un événement

Attendre un enfant est toujours un événement marquant dans la vie d'une femme ou d'un couple même si vous vous y étiez préparée, *a fortiori* si vous ne vous y attendiez pas du tout. La façon dont vous partagerez cette nouvelle avec votre entourage vous appartient.

quand et à qui confier cette nouvelle ?

C'est bien sûr le futur père le premier informé, même si c'est parfois une nouvelle plus délicate à annoncer qu'on ne pourrait le penser. La famille et les amis l'apprennent plus ou moins tôt et dans un ordre variable. C'est à vous de décider « quand le dire » et « à qui ». S'il y a des aînés, selon leur âge, vous pouvez déjà leur en parler (voir 21). L'événement touchera de toute façon vos proches, suscitant diverses réactions. Certaines femmes, craignant une fausse couche, préfèrent attendre la fin du premier trimestre avant d'annoncer la nouvelle.

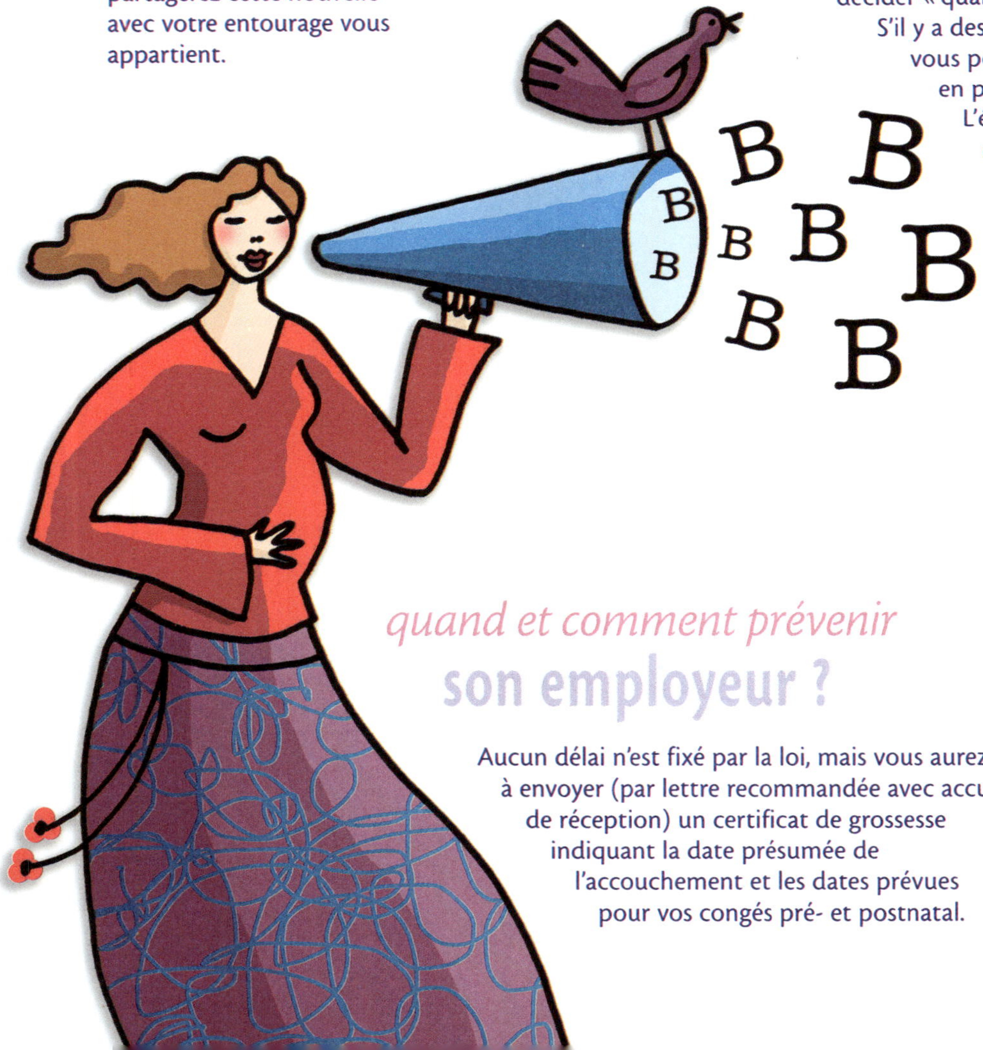

quand et comment prévenir son employeur ?

Aucun délai n'est fixé par la loi, mais vous aurez à envoyer (par lettre recommandée avec accusé de réception) un certificat de grossesse indiquant la date présumée de l'accouchement et les dates prévues pour vos congés pré- et postnatal.

4ème semaine

DATE du ____ au ____

Rendez-vous

À faire

Notes

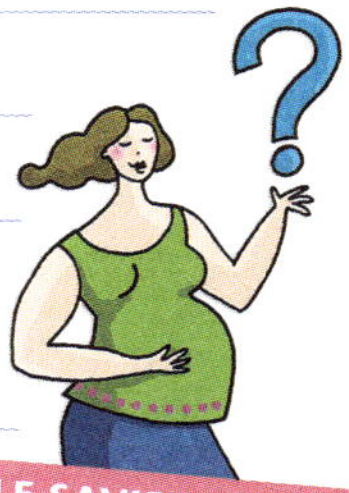

LE SAVIEZ-VOUS ?

Et si votre compagnon prenait un congé paternel ? Aujourd'hui, c'est possible. Parlez-en ensemble !

Choix de la maternité

quand s'inscrire ?

L'inscription à la maternité est une priorité. Dans certaines grandes villes, les futures mamans le font même avant la confirmation de leur grossesse, à quelques jours de retard de règles pour les maternités très prisées ! Prenez le temps d'en discuter avec votre compagnon et votre médecin.

l'encadrement médical

Renseignez-vous au préalable sur l'équipe de garde présente de nuit (obstétricien, anesthésiste, pédiatre). En clinique privée, le gynécologue obstétricien est toujours appelé. Dans une maternité publique, il est généralement sur place, mais ne se déplace qu'en cas d'intervention médicale (forceps, césarienne). Ce sont les sages-femmes qui vous aideront à mettre au monde votre bébé.

Dès les premières visites ou suivant le cours de votre grossesse, votre médecin vous orientera et vous indiquera l'établissement qui, d'un point de vue médical, conviendra le mieux à vous et à votre bébé.

qui va vous suivre ?

La sage-femme a davantage vocation à s'occuper des grossesses normales, tandis que l'obstétricien a un rôle incontournable dès qu'apparaît un problème concernant la mère ou le fœtus. Tout au long des visites obligatoires, vous pourrez poser toutes les questions qui vous viennent à l'esprit (voir 11, 12, 13, 32).

la proximité

Si possible, choisissez une maternité près de votre domicile. Avant l'accouchement, cela permet de se rendre aux consultations obligatoires en évitant une longue distance et donc de la fatigue. Après la naissance, un trajet court permet au papa, surtout s'il y a des aînés, de ne pas perdre trop de temps en allers-retours. Le temps qu'il ne passera pas en voiture, il le passera auprès de vous et du bébé.

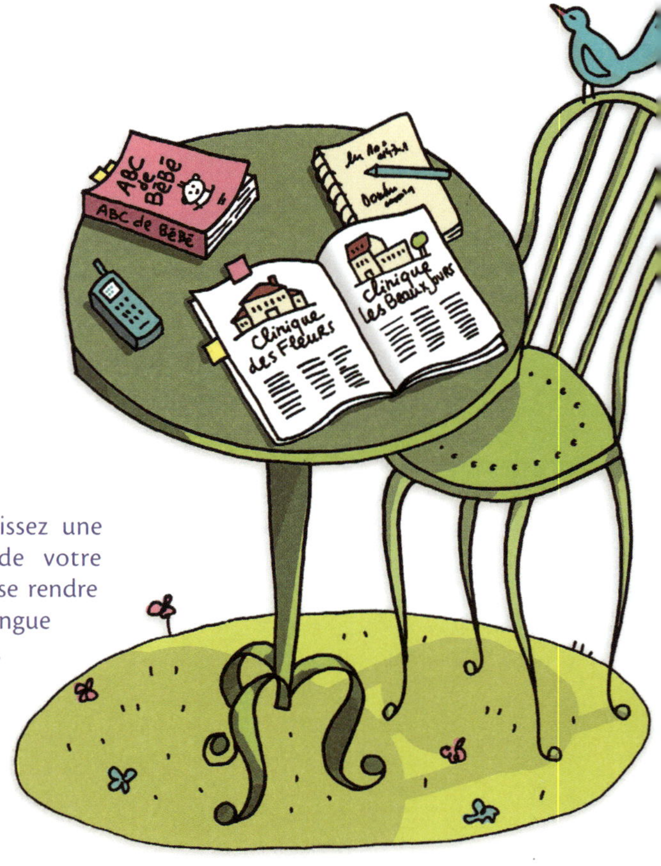

5ème semaine

DATE du ____ au ____

Rendez-vous

À faire

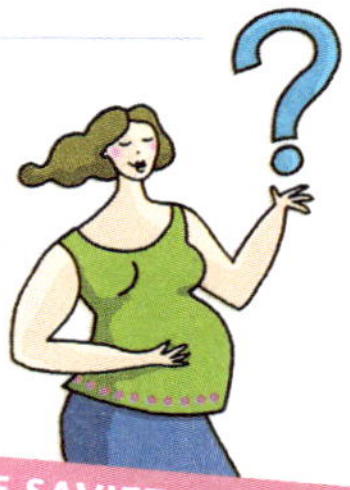

LE SAVIEZ-VOUS ?

UN GYNÉCOLOGUE PEUT S'OCCUPER DU SUIVI MÉDICAL DE VOTRE GROSSESSE, MAIS SEULS OBSTÉTRICIENS ET SAGES-FEMMES SONT HABILITÉS À EFFECTUER DES ACCOUCHEMENTS.

Notes

première consultation

à quoi sert la 1re consultation ?

Lors de cette consultation le médecin confirme tout d'abord votre grossesse (voir aussi 2) et en calcule son terme (voir 3). Il fait le point sur votre passé médical et sur votre état de santé.

beaucoup de questions

Le médecin vous interroge :

- **sur votre vie quotidienne :** suivez-vous un traitement médical ? Buvez-vous de l'alcool ? Fumez-vous ? Pratiquez-vous un sport ? Quelle est votre profession ? Avez-vous beaucoup de transport chaque jour ?
- **sur votre passé gynécologique :** de quand datent vos dernières règles et votre dernière visite chez le gynécologue ? Quel type de contraception suiviez-vous jusqu'à présent ?
- **sur vos précédentes grossesses :** avez-vous accouché prématurément ? Avez-vous eu une césarienne ? Combien pesaient vos aînés à la naissance ?
- **sur votre passé médical :** avez-vous subi des opérations ? Avez-vous eu des maladies graves ? Souffrez-vous d'une maladie chronique (hypertension, diabète, etc.) ?
- **votre histoire familiale :** existe-t-il dans votre famille ou dans celle du futur père, des jumeaux ou des malformations, une prédisposition à l'hypertension ou au diabète, une maladie héréditaire comme l'hémophilie ?

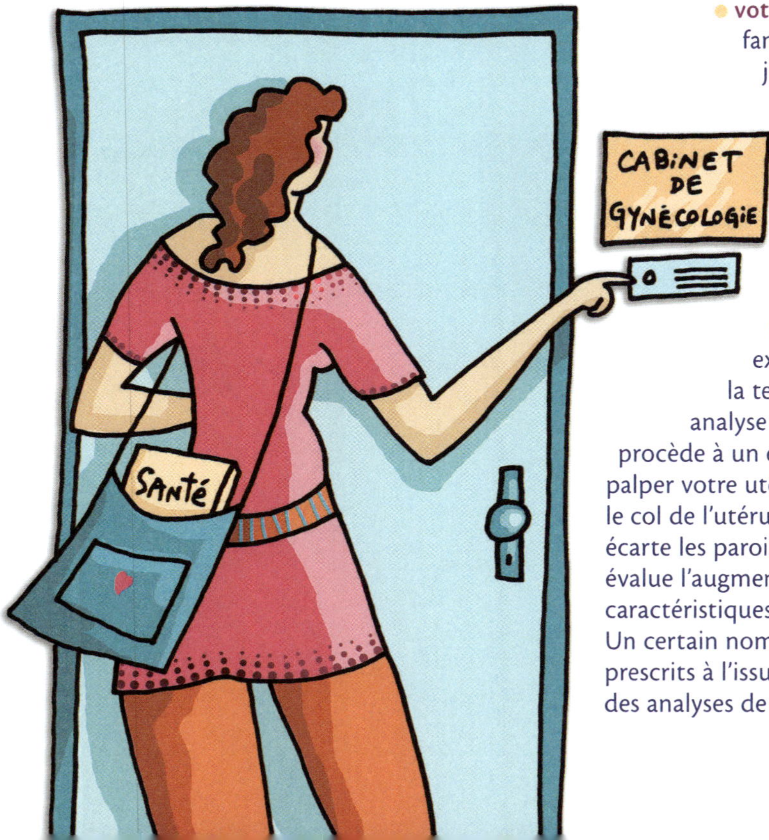

un bilan de A à Z

Cette visite s'accompagne toujours d'un examen clinique général, avec contrôle de la tension artérielle, auscultation cardiaque, analyse d'urine et pesée. Ensuite, le médecin procède à un examen gynécologique. Il commence par palper votre utérus, au-dessus du pubis. Puis il visualise le col de l'utérus grâce à un spéculum (instrument qui écarte les parois du vagin). Par un toucher vaginal, il évalue l'augmentation de volume de l'utérus et les caractéristiques du col.

Un certain nombre d'examens (voir 12) vous sont prescrits à l'issue de cette première visite, notamment des analyses de sang et une première échographie.

6ème semaine

DATE du ______ au ______

Rendez-vous

À faire

Notes

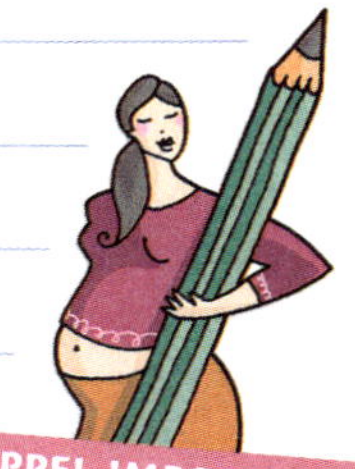

RAPPEL IMPORTANT

Notez bien dans votre agenda que cette consultation doit avoir lieu avant la fin du premier trimestre, et au mieux, dans les deux premiers mois de la grossesse.

examens complémentaires

les analyses de sang ou d'urine

Les examens complémentaires permettent :

- la recherche de sucre ou d'albumine dans les urines pour déceler un éventuel diabète ou un problème de reins,
- la détermination de votre groupe sanguin et du facteur Rhésus,
- la recherche d'anticorps appelés agglutinines irrégulières (RAI),
- la détection d'une anémie,
- le dépistage de la rubéole et de la toxoplasmose,
- le dépistage de la syphilis,
- le dépistage de l'hépatite B au 6e mois,
- la recherche d'une anomalie de la coagulation avant la péridurale.

les examens conseillés

Le dépistage de l'hépatite C est recommandé si vous avez subi des transfusions sanguines. Le dépistage du sida n'est pas obligatoire mais fortement conseillé et le médecin doit, légalement, vous demander l'autorisation d'effectuer la sérologie HIV. L'électrophorèse de l'hémoglobine permet de diagnostiquer deux maladies du sang : la drépanocytose qui touche des femmes d'origines antillaise, africaine et américaine et la thalassémie qui peut atteindre des femmes originaires du pourtour méditerranéen. Un frottis cervical peut être réalisé en tout début de grossesse, si le dernier remonte à plus de deux ans.

les échographies

Avec ces examens, c'est comme si votre bébé était le patient face au médecin. Trois échographies sont recommandées à des dates précises de la grossesse : 12 semaines d'aménorrhée (SA), 22 SA et 32 SA. Elles ont chacune des buts bien précis (voir 12, 22, 32).Toute échographie se termine par la remise d'un compte-rendu. Des échographies supplémentaires ou d'autres explorations (voir 14) peuvent vous être prescrites dans des situations particulières (grossesse multiple, problèmes rencontrés lors d'une précédente grossesse, découverte d'une anomalie...).

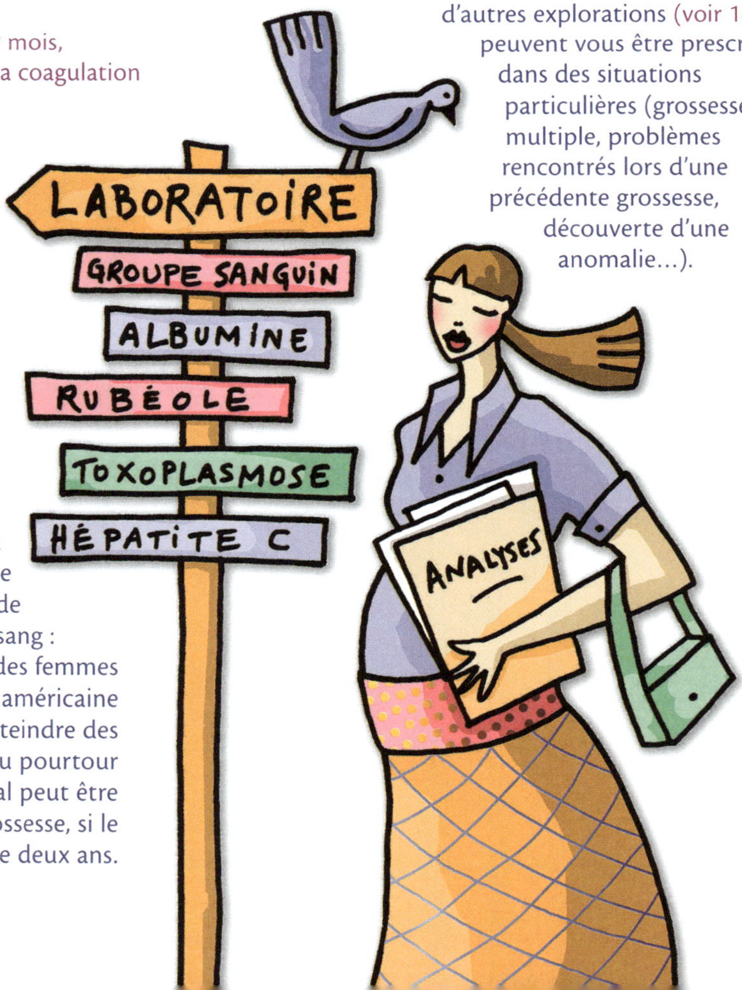

7ème semaine

DATE du ____ au ____

Rendez-vous

À faire

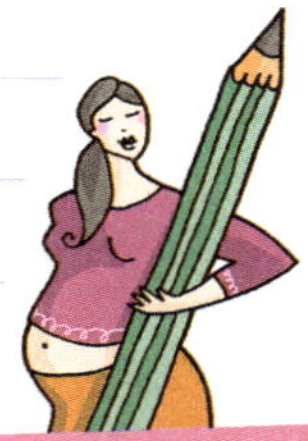

IMPORTANT

N'oubliez pas de prévoir la première échographie à 12 semaines d'aménorrhée.

Notes

formalités à remplir

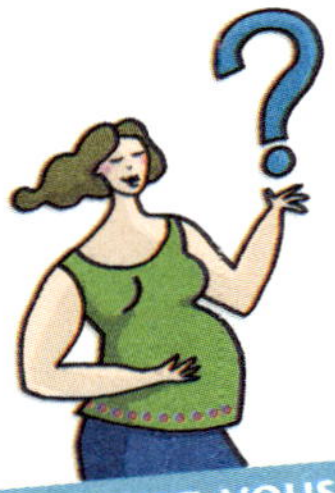

les organismes administratifs

Recherchez les adresses des différents organismes administratifs auxquels vous enverrez les justificatifs nécessaires, pour obtenir les prestations allouées selon votre cas. Vous pouvez vous renseigner auprès de la mairie, du centre de sécurité sociale ou de la Caisse primaire d'assurance maladie (CPAM), de la Caisse d'allocations familiales (CAF), de la mutuelle, de votre employeur éventuel, de votre médecin et auprès des organismes d'aide comme le planning familial, pour ne rien laisser au hasard et simplifier vos démarches.

LE SAVIEZ-VOUS ?

Si vous êtes seule ou vous sentez un peu démunie, vous avez droit à des aides spécifiques. Renseignez-vous auprès de la CAF, de votre mairie ou d'un centre maternel.

vos papiers

Utilisez une chemise en carton ou un classeur avec des feuillets plastifiés par exemple, pour conserver de façon organisée les papiers et les renseignements qui vous seront demandés, en particulier :

- la carte Vitale avec l'attestation délivrée par la CPAM
- l'attestation de votre mutuelle ou numéro de prise en charge
- le numéro de la CAF
- le livret de famille
- une pièce d'identité officielle
- une attestation de salaire
- une reconnaissance anticipée de l'enfant
- la carte de groupe sanguin
- le carnet de santé
- le carnet de maternité ou de grossesse (voir 12)
- les ordonnances des traitements
- les résultats d'analyses et d'échographies

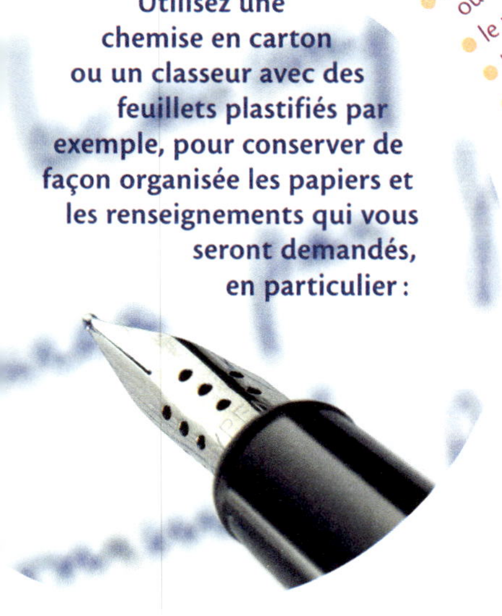

vos démarches

La grossesse et la naissance d'un enfant donnent droit à de nombreux avantages, à condition de remplir les formalités requises dans les délais voulus. Outre les formalités administratives auprès de la Sécurité sociale ou des Allocations familiales, il vous faudra vous occuper de votre inscription à la maternité (voir 5), poser vos congés si vous travaillez, prévoir déjà un mode de garde pour votre enfant ou encore faire la demande d'une allocation particulière.

DATE du ____ au ____

Rendez-vous

À faire

Notes

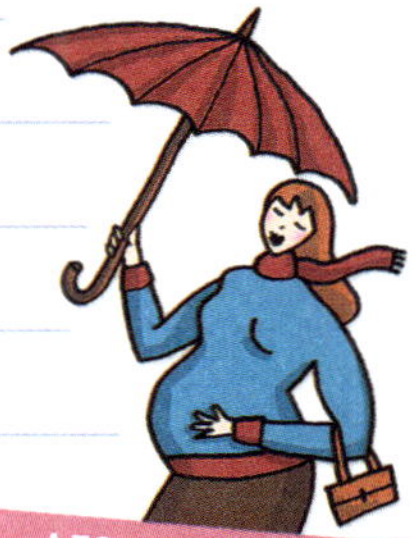

LES BONS RÉFLEXES

- Soyez prévoyante. Conservez précieusement sur vous votre carte Vitale et votre carte de groupe sanguin.
- Respectez les délais pour adresser votre déclaration de grossesse à la Sécurité sociale et à la CAF.

Précautions à prendre

les produits toxiques

Ne manipulez pas des produits toxiques (peinture, etc.) sans aérer et ne restez pas dans une atmosphère polluée (parkings souterrains, champs traités avec pesticides).
Si vous travaillez dans un secteur qui utilise des produits chimiques, n'hésitez pas à interroger le médecin du travail sur l'opportunité d'un changement temporaire de poste.

les infections

Listériose, rubéole, toxoplasmose, varicelle sont des infections qui se révèlent parfois dangereuses pour le fœtus. Consultez rapidement votre médecin si vous avez de la fièvre. Faites bien cuire les viandes, lavez correctement les fruits et les légumes, évitez les fromages au lait cru et les rillettes et observez une bonne hygiène (lavez-vous les mains souvent).

les médicaments

Finie l'automédication ! C'est la première des règles à retenir. Désormais, ne prenez plus de médicaments sans prescription médicale. Même les plus anodins en apparence, tels que l'aspirine ou les sirops contre la toux ou encore ceux à base de plantes, peuvent avoir des incidences négatives. Vous pouvez vous soigner, bien sûr, à condition de respecter toujours l'avis d'un médecin (voir Annexes).

le tabac, l'alcool et les stupéfiants

C'est le moment d'arrêter de fumer ou de boire de l'alcool, tous les médecins vous le recommanderont. Le tabac et le cannabis accroissent les risques d'infection ou de maladies respiratoires après la naissance. Quant à la cocaïne et aux autres drogues dures, elles entraînent des complications dangereuses et un état de mal-être chez le nouveau-né. L'alcool influe de manière défavorable sur le développement du fœtus, en particulier sur le système nerveux central et peut être à l'origine de malformations.

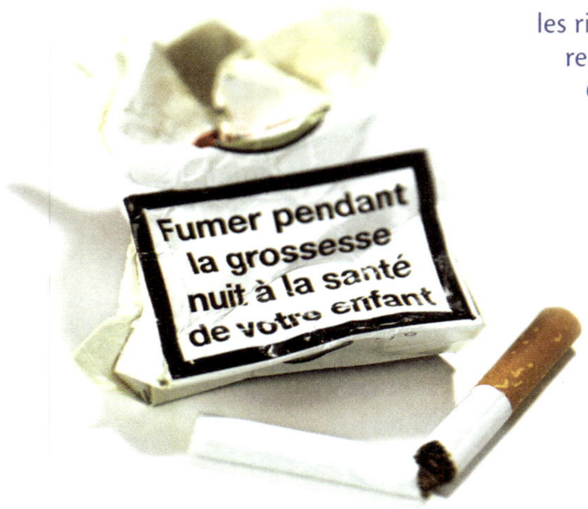

9ème semaine

DATE du ____ au ____

Rendez-vous

À faire

Notes

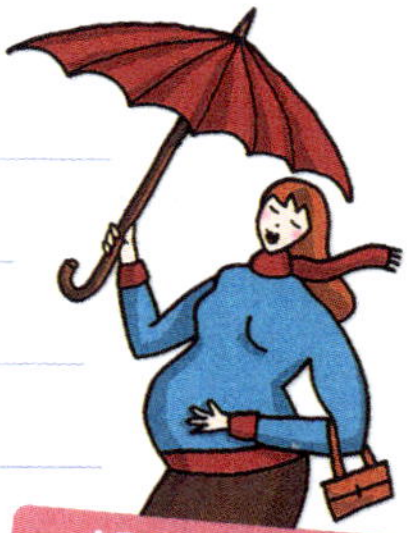

LE BON RÉFLEXE

Quand vous buvez, le fœtus boit aussi : même un verre de vin par jour peut avoir des effets néfastes. L'abstinence pendant la grossesse s'impose donc.

Un sommeil qui change

au premier trimestre

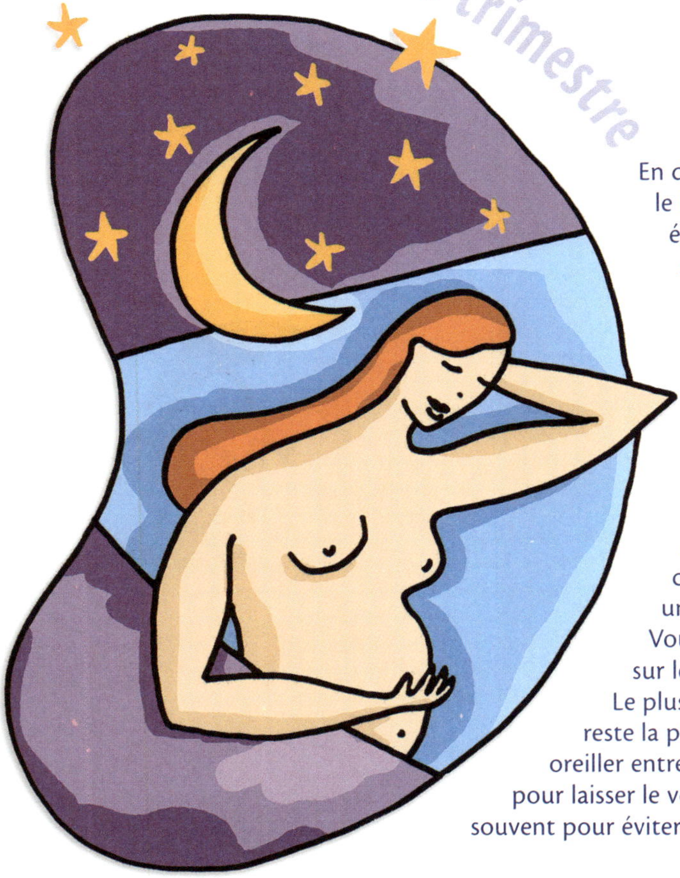

En début de grossesse, ne luttez pas contre le besoin irrépressible de dormir que vous éprouvez peut-être ; cette tendance à la somnolence disparaît à la fin du 3e mois. De façon spontanée, vous aurez envie de mener une vie plus calme et d'éviter les sorties tardives. Écoutez votre corps.

par la suite

À partir du 5e ou 6e mois, vous commencez à avoir du mal à trouver une position confortable pour dormir. Vous avez l'impression d'étouffer en restant sur le dos (surtout en fin de grossesse). Le plus souvent, c'est la position sur le côté qui reste la plus adéquate. Une astuce : placez un oreiller entre vos jambes et repliez la jambe du haut pour laisser le ventre libre. Mais changez de position souvent pour éviter les engourdissements.

pourquoi une femme enceinte dort-elle mal ?

Votre sommeil peut être perturbé par des crampes, une envie fréquente d'uriner, une position inconfortable ou encore par les mouvements du bébé qui finissent par vous réveiller. Certains rêves prennent parfois l'allure de cauchemars. Rassurez-vous, car il est fréquent que ceux-ci expriment simplement vos peurs : crainte de l'accouchement, de la séparation d'avec votre bébé, de ne pas être une bonne mère… Racontez vos rêves, souvent cela suffira à atténuer vos inquiétudes.

10ème semaine

DATE du ______ au ______

Rendez-vous

À faire

Notes

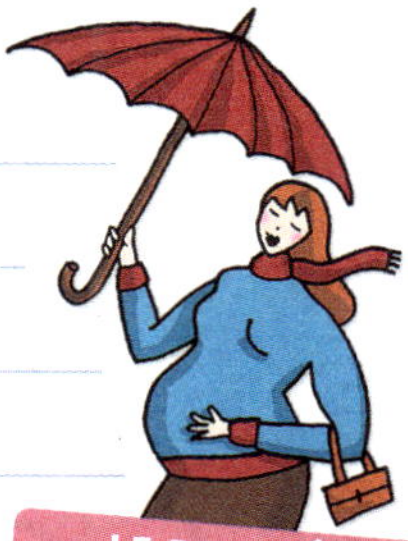

LE BON RÉFLEXE

Si la fatigue s'installe, essayez de vous reposer davantage : ménagez-vous une sieste dès que vous en avez l'occasion et ne vous couchez pas trop tard.

Votre corps se transforme

au premier trimestre

Vos seins augmentent de volume. Vous commencez à prendre du poids, essentiellement pour constituer des réserves dans lesquelles vous puiserez ensuite. Votre odorat est plus développé et vous sentez des parfums agréables.
Mais en même temps d'autres odeurs qui ne vous incommodaient nullement auparavant, vous donnent peut-être des haut-le-cœur.
Votre utérus passe de la taille d'une orange à un mois et demi à celui d'un pamplemousse à trois mois. Vous pouvez avoir quelques désagréments passagers au cours de ce premier trimestre : nausées et vomissements, fatigue, malaises…

au deuxième trimestre

Vous entrez dans la période la plus agréable de la grossesse malgré quelques petits désagréments. Vous sentez enfin votre bébé bouger. Votre silhouette change. À quatre mois, le sommet de l'utérus arrive au nombril. Des crampes peuvent apparaître, surtout la nuit. Vos gencives sont plus fragiles et saignent lors du brossage. La sécrétion de salive peut augmenter. Vous pourrez avoir des pertes vaginales plus abondantes.

au troisième trimestre

C'est le plus dur physiquement, à cause du volume de votre bébé. L'utérus comprime les organes voisins (estomac, intestins, vessie, diaphragme) et vous force à changer vos habitudes. Les activités les plus simples sont difficiles (se préparer le matin, manger et dormir, se déplacer). Jambes, chevilles ou pieds risquent de gonfler (voir 27) à cause d'une compression des vaisseaux. Vos mains aussi peuvent gonfler. Vous aurez peut-être des douleurs ligamentaires au niveau du pubis ou du bas-ventre.

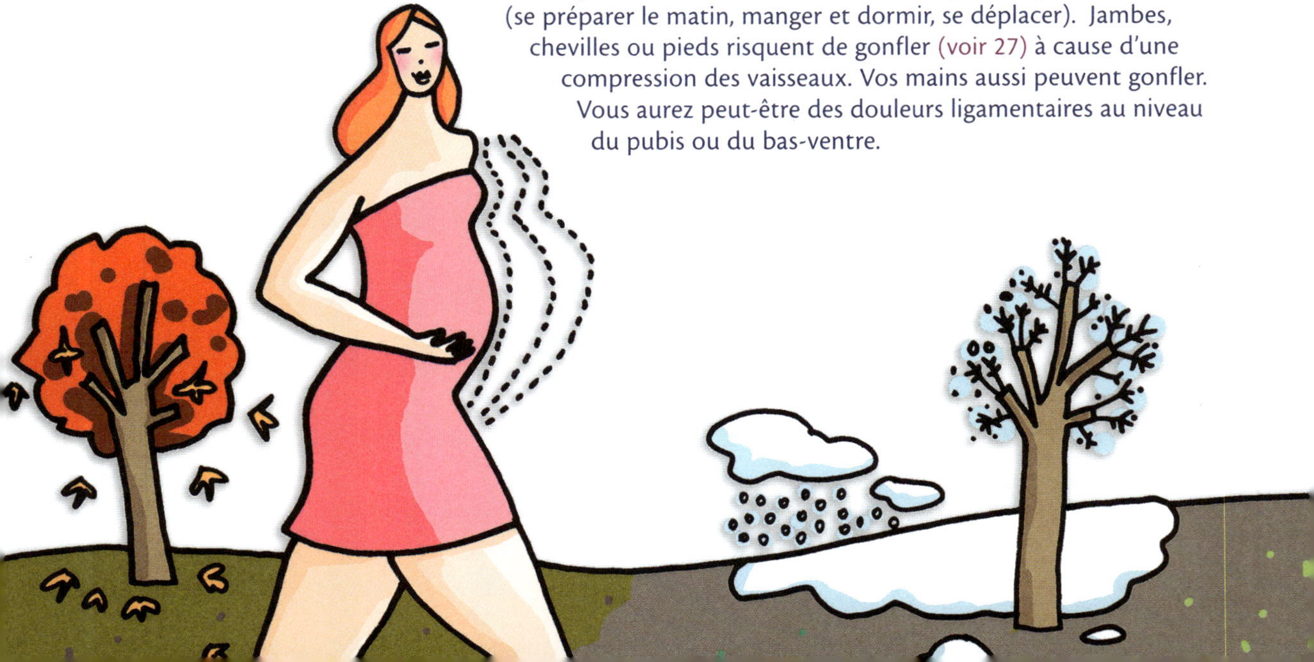

11ème semaine

DATE du ______ au ______

Rendez-vous

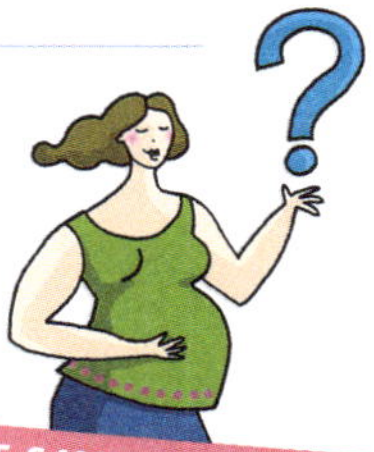

LE SAVIEZ-VOUS ?

Envie plus fréquente d'aller aux toilettes ? Démangeaisons au niveau du ventre ? Sensation d'essoufflement ? Tous ces petits troubles disparaîtront après la grossesse. Rassurez-vous.

À faire

Notes

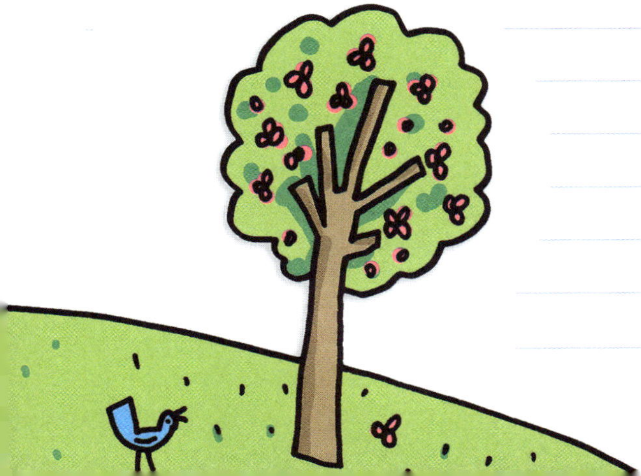

Première échographie

un examen essentiel

L'échographie est une technique d'imagerie médicale qui permet d'explorer telle ou telle zone du corps à l'aide d'ultrasons de haute fréquence. À la différence de la radiographie, elle ne présente pas le moindre danger pour le fœtus, même en tout début de grossesse. Elle reste donc la technique la plus appropriée pour surveiller, entre autres, le développement du futur bébé. Pour les parents, elle est aussi l'occasion de « visualiser » leur enfant et d'appréhender de façon plus concrète ce petit être en gestation.

le calendrier

En France, la première échographie de dépistage est proposée à la 12e semaine d'aménorrhée. Vous devez impérativement la réaliser entre les 11e et 14e semaines d'aménorrhée pour qu'elle soit valable.

à quoi sert la première échographie ?

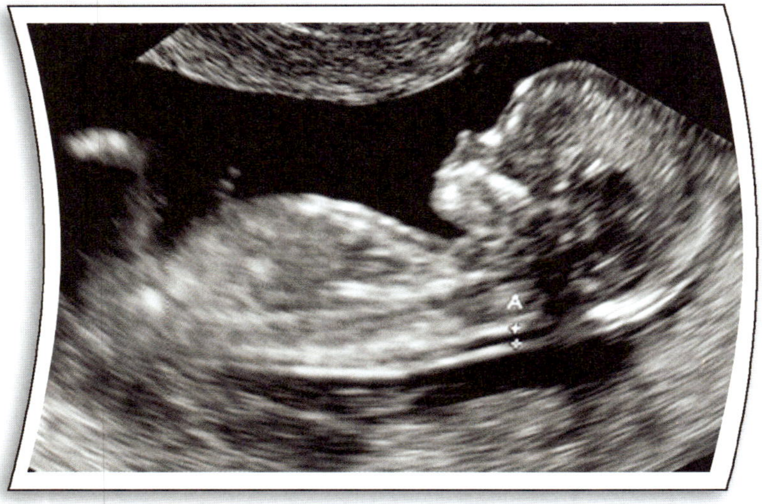

Elle permet :
- de savoir s'il y a dans l'utérus un ou plusieurs embryons,
- de dater la grossesse,
- de détecter certaines malformations,
- et surtout de mesurer la nuque fœtale (ou clarté nucale).

la clarté nucale

Il s'agit d'un petit espace, plus ou moins épais, situé sous la peau de la nuque (délimité sur la photo par les deux croix) et présent chez tous les embryons à la fin du 1er trimestre. Le seuil à partir duquel la mesure est jugée excessive dépend de la longueur de l'embryon et de l'âge de la mère. En moyenne, elle doit être normalement inférieure à 3 mm. Elle est une des méthodes de dépistage de la trisomie 21, avec le triple test, appelé aujourd'hui dosage « des marqueurs sériques » (voir 14).

12ème semaine

DATE du ____ au ____

Rendez-vous

À faire

Notes

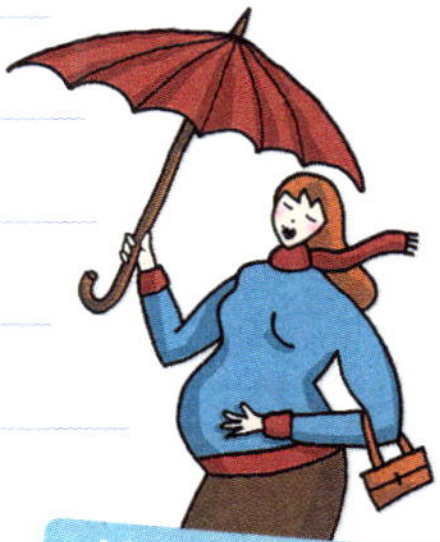

LE BON RÉFLEXE

POUR UNE BONNE INTERPRÉTATION :

- CHOISISSEZ UN PRATICIEN EXPÉRIMENTÉ EN ÉCHOGRAPHIE FŒTALE,
- RESPECTEZ LE CALENDRIER DES ÉCHOGRAPHIES,
- ÉVITEZ D'APPLIQUER TOUTE CRÈME SUR LE VENTRE LA SEMAINE PRÉCÉDANT L'EXAMEN,
- ÉVITEZ DE VENIR AVEC DES ENFANTS QUI POURRAIENT DÉRANGER L'ÉCHOGRAPHISTE.

déclaration de grossesse

pour bénéficier de la couverture sociale

Vous devez renvoyer votre déclaration de grossesse auprès de la Sécurité sociale, qui accorde toute une série d'avantages regroupés sous le titre d'assurance maternité, et auprès de la Caisse d'allocations familiales (CAF), qui octroie, pendant la grossesse et après la naissance, une prestation d'accueil du jeune enfant (PAJE).

qui la délivre ?

Le médecin qui aura constaté votre grossesse vous remettra un document intitulé « Vous attendez un enfant », qui sert à la fois de déclaration de grossesse et d'attestation de premier examen médical prénatal. Avec ce document, voici reconnu votre statut de future maman.

le guide de surveillance médicale

Ce document remplace l'ancien carnet de maternité. Conçu comme un calendrier personnalisé, il informe la future maman des examens médicaux obligatoires à effectuer. Il récapitule tous les examens à faire pendant la grossesse et dans les trois mois suivant l'accouchement. Il est accompagné d'un jeu d'étiquettes, qu'il faut coller sur la feuille de soins remise par le médecin, avant de l'envoyer à la Caisse primaire d'assurance maladie (CPAM).

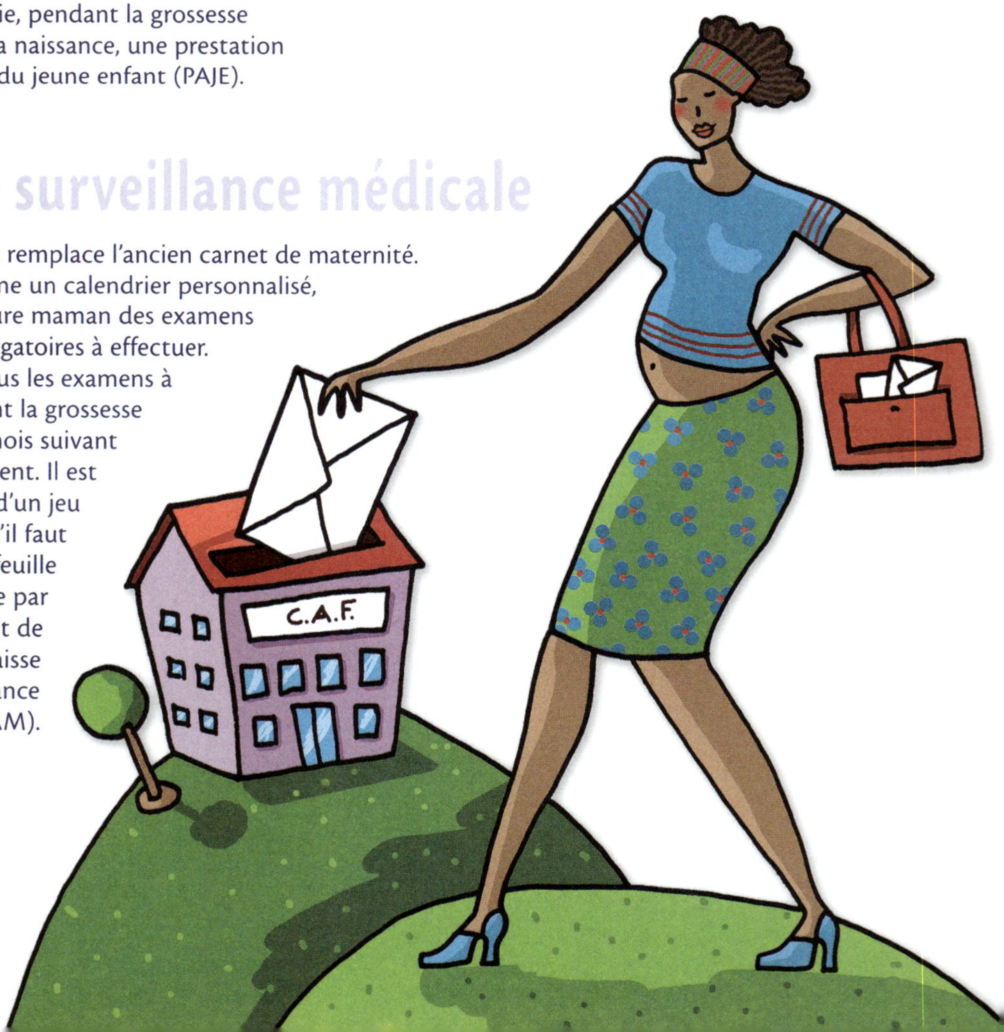

13ème semaine

DATE du ____ au ____

Rendez-vous 10 novembre 2009

Nous avons visité le médecin pour la première fois et nous avons entendu battre ton petit cœur. Il battait très rapidement !
Ton papa et moi étions vraiment très excités !

À faire Nous avons dû prendre une rendez-vous à l'hôpital Maisonneuve-Rosemont pour faire la première échographie. Nous sommes impatients de savoir si tu es un petit garçon ou une petite fille ... ton papa pense que t'es un petit minou ...

Notes Le médecin J-L Desmarais nous a bien rassuré. Il m'a confirmé que je prenais normalement du poids (depuis que tu es dans mon ventre j'ai pris environ 3-4 livres) et que je peux retourner m'entraîner au gym!

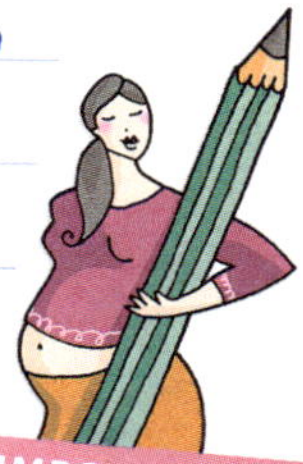

IMPORTANT

Vous devez faire parvenir votre déclaration de grossesse à la Sécurité sociale et à la CAF au plus tard avant la 14e semaine de grossesse.

l'amniocentèse

le dosage des marqueurs sériques

Cet examen est réalisé à partir d'une prise de sang, entre 14 et 18 semaines d'aménorrhée. Il correspond au dosage dans le sang maternel de trois hormones de la grossesse, qui sont interprétées en fonction de l'âge de la mère. L'examen permet d'estimer le risque ou la probabilité d'avoir un enfant atteint de trisomie 21, ce qui ne signifie pas que le fœtus soit trisomique si le résultat est anormal, mais qu'il serait prudent de le contrôler par amniocentèse.

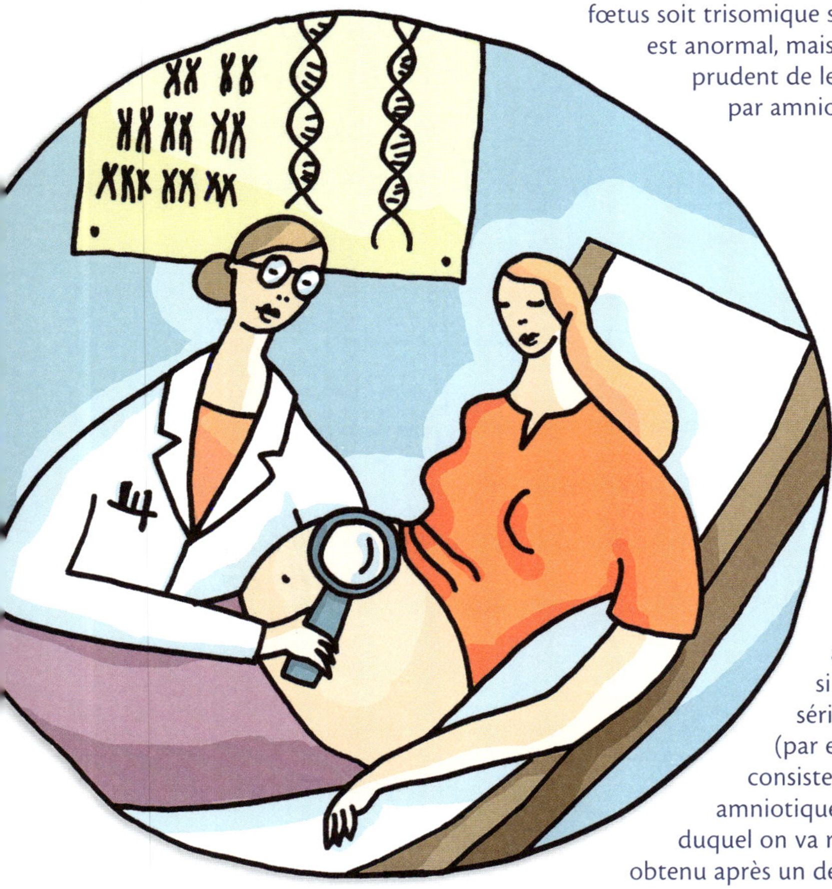

quand et pourquoi l'amniocentèse

Elle n'est pratiquée que dans des situations très précises à partir de la 14e semaine d'aménorrhée. Les médecins proposent notamment cet examen quand il existe un risque de trisomie 21 : si la future mère approche de la quarantaine ou si le risque estimé par les marqueurs sériques est supérieur à 1 sur 250 (par exemple 1 sur 50). L'amniocentèse consiste en un prélèvement de liquide amniotique dans la cavité utérine, à partir duquel on va réaliser le caryotype du bébé, obtenu après un délai de 3 semaines environ. Le principal danger de l'amniocentèse est la fausse couche, qui peut survenir dans 0,5 à 2% des cas.

14ème semaine

DATE du ____ au ____

Rendez-vous

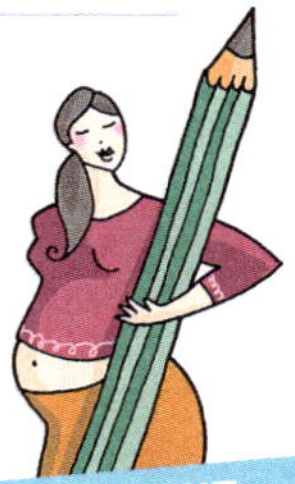

IMPORTANT

Il est conseillé de se reposer et d'éviter tout effort 48 heures après une amniocentèse.

À faire

Notes

Vos vêtements

votre premier achat

Vos seins se développant rapidement, l'une de vos premières acquisitions de femme enceinte sera un soutien-gorge à armature, bien enveloppant et confortable, avec des bretelles larges. Vous serez probablement amenée à en changer en cours de grossesse.

les chaussures

L'idéal est de choisir des chaussures confortables, qui fournissent un bon équilibre, et larges, car vos pieds auront tendance à gonfler en fin de grossesse.

sous-vêtements et collants

Privilégiez les sous-vêtements en coton, pour éviter les allergies et les mycoses, en particulier si vous avez déjà eu ce genre de problèmes. Choisissez des collants spécialement conçus pour les femmes enceintes.

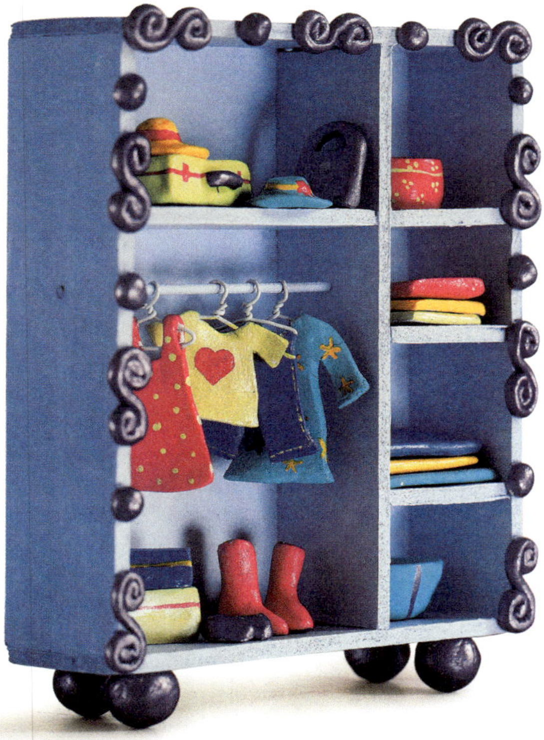

des vêtements particuliers ?

Outre les boutiques spécialisées, il existe maintenant dans les grands magasins, des rayons proposant des vêtements de maternité très pratiques et parfaitement conçus pour votre nouvelle silhouette.
La tendance actuelle est aux vêtements qui soulignent sans complexe les formes les plus arrondies. La seule règle durant la grossesse est de choisir des vêtements confortables, dans lesquels vous n'êtes pas comprimée.
À la fin du 1er trimestre, vous ressentirez le besoin d'aisance au niveau de la taille. Jupes et pantalons à taille élastique conviennent bien. Si vous souhaitez porter un caleçon, choisissez-le deux tailles au-dessus et roulez-le sur les hanches afin que l'élastique ne comprime pas l'utérus.

15ème semaine

DATE du ____ au ____

Rendez-vous

À faire

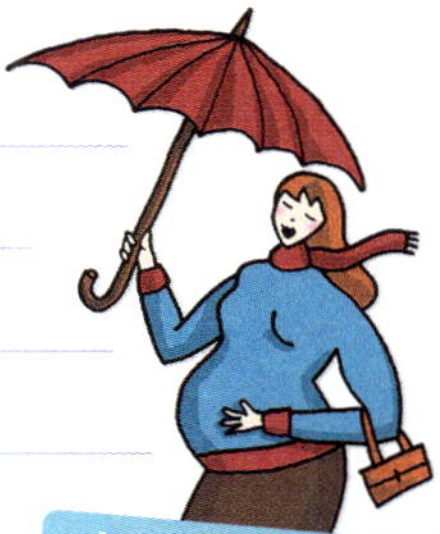

Notes

LE BON RÉFLEXE

Attendez la fin de la grossesse pour acheter un soutien-gorge d'allaitement et prévoyez alors une taille au-dessus, car vos seins risquent encore d'augmenter de volume.

Le deuxième trimestre est la période la plus agréable de la grossesse. Savourez-la !
Vous vous sentez bien, votre ventre s'arrondit doucement, tout le monde voit que vous êtes enceinte et se montre attentionné.
Du côté de votre bébé, certains organes ont déjà commencé à fonctionner ; il est sensible au toucher dès le troisième mois, aux voix vers le cinquième mois, et vous le sentez bouger.

2ème trimestre

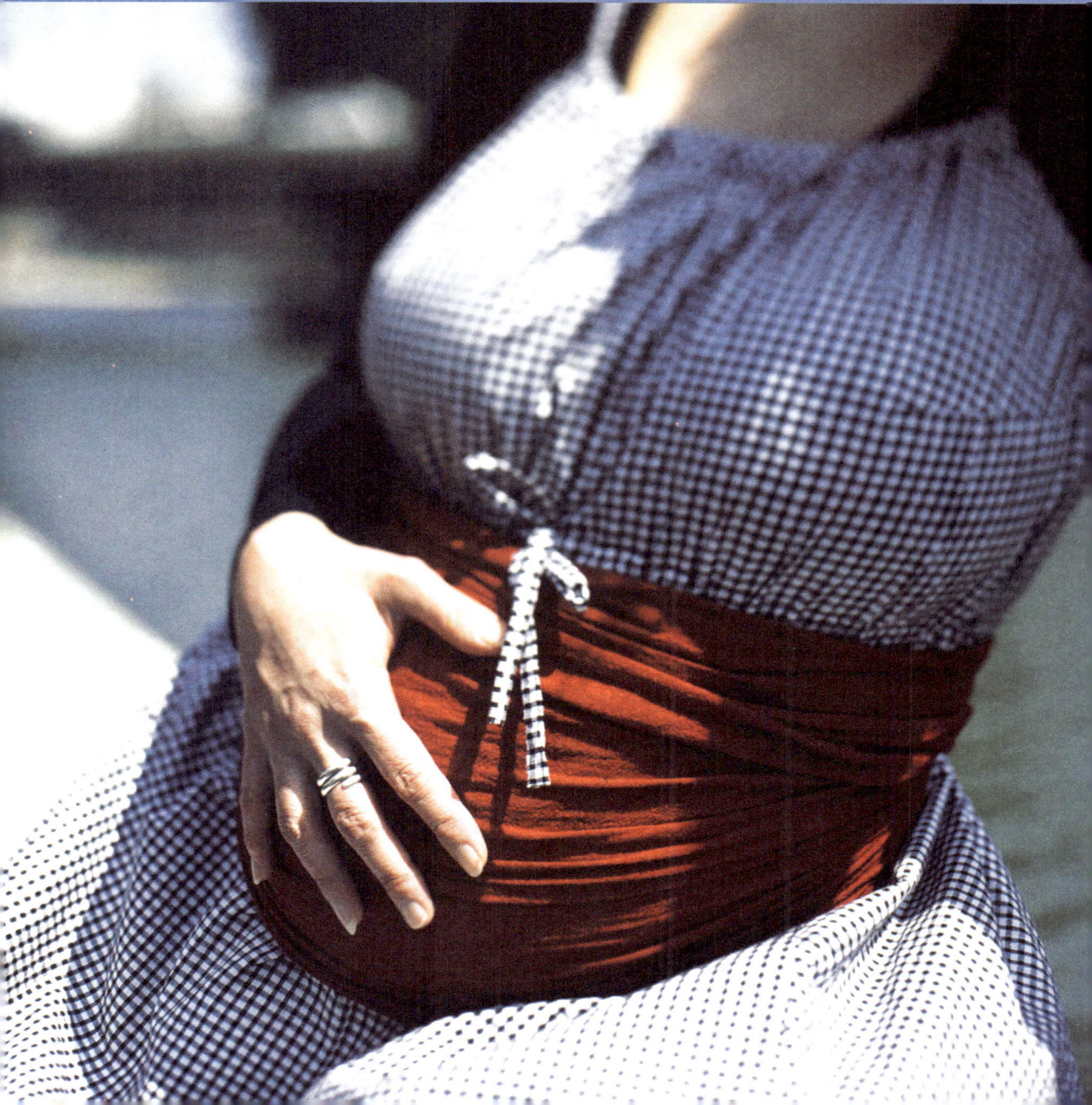

préparation à l'accouchement

apprendre à respirer et à se détendre

L'apprentissage des techniques de relaxation et de respiration vous aidera à rester, dans la mesure du possible, calme, détendue et parfaitement « oxygénée » dès que vous ressentirez les premières contractions au début du travail (voir 39). De fait, sous l'effet de la douleur, la respiration se bloque et tous les muscles se crispent. Cette réaction crée une vive tension, à la fois physique et psychique, et accentue la sensation première de la douleur. Se décontracter permet au contraire d'accueillir une contraction dans un corps absolument détendu, ce qui atténue la douleur.

quelle méthode choisir ?

La meilleure est celle qui répond le plus à vos attentes, que ce soit la sophrologie, le yoga, la natation, le chant prénatal, etc. Renseignez-vous à la maternité sur ce qui vous est proposé. En France, l'assurance maladie prend totalement en charge la préparation à l'accouchement à partir du 6e mois. Les séances doivent inclure une information théorique et un travail corporel. Avant chaque rendez-vous, prenez une petite collation, habillez-vous d'un pantalon assez ample et prévoyez une bouteille d'eau.

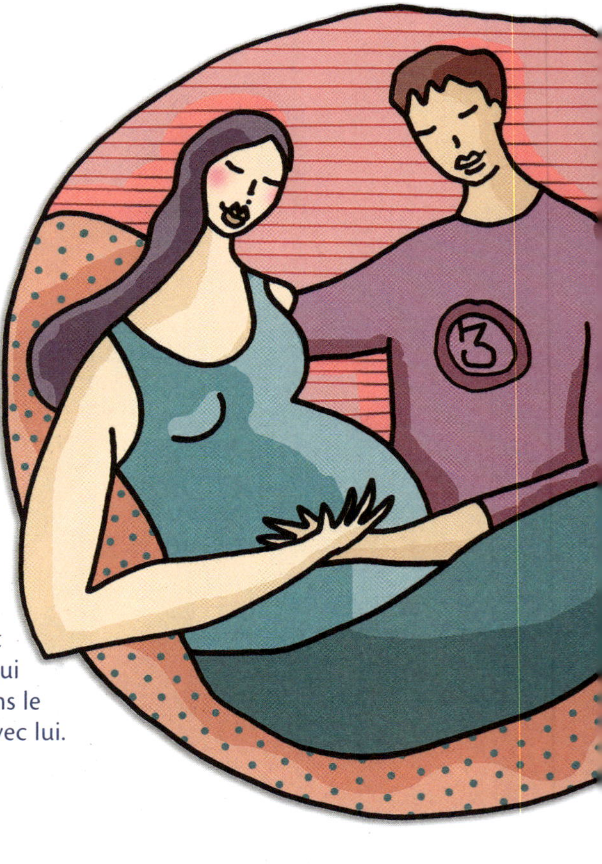

l'haptonomie

Cet accompagnement personnalisé s'attache à approfondir les liens affectifs entre la mère, l'enfant et le père, avant, pendant et après la naissance. Vous apprendrez avec le père comment placer vos mains autour de votre ventre et comment inviter l'enfant à se déplacer. Le futur père apprendra aussi des gestes qui soulageront la mère et la guideront vers de bonnes postures. Au fur et à mesure des séances, qui peuvent commencer dès le 4e mois, les parents se rendent compte que leur enfant recherche le contact affectif qui lui est ainsi offert. Cette expérience les conforte dans le fait qu'ils sont capables de créer des liens avec lui.

16ème semaine

DATE du ______ au ______

Rendez-vous

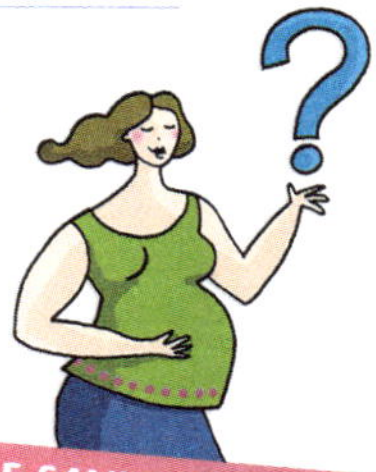

LE SAVIEZ-VOUS ?

La préparation en haptonomie doit impérativement débuter avant le 7e mois de grossesse. Si vous êtes intéressée, prévoyez dès à présent un rendez-vous.

À faire

Notes

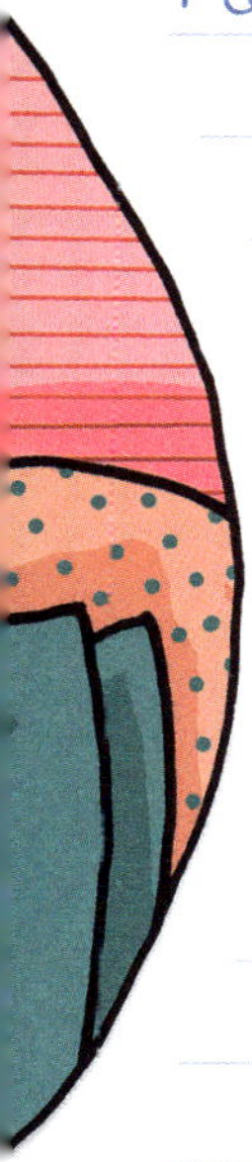

alimentation

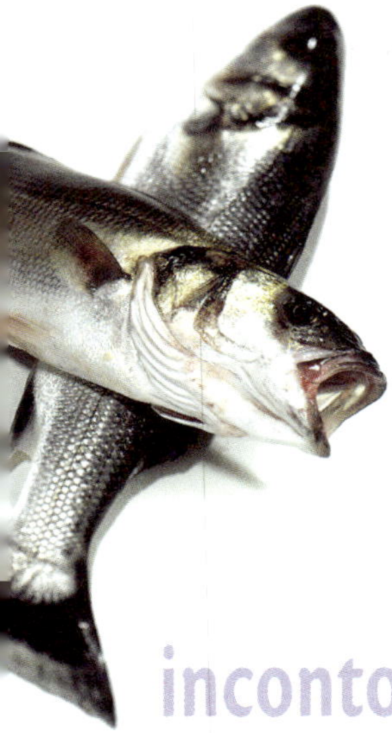

combien de repas par jour

Ne sautez surtout pas de repas, car votre bébé a des besoins élevés en énergie que vous devez lui fournir de façon continue. Évitez de rester longtemps à jeun, fractionnez votre alimentation en quatre repas, voire plus : les trois principaux plus une collation dans la matinée et/ou dans l'après-midi.

les quatre incontournables

Absolument indispensables au bon développement de votre bébé et aussi à votre propre santé (voir Annexes) :

- **le fer,** dont les besoins augmentent considérablement au cours de la grossesse, se trouve dans les viandes, poissons et œufs, mais aussi dans les légumes, lentilles, haricots secs et fruits secs…
- **l'acide folique**, nécessaire à la formation et au renouvellement des cellules, et donc à la croissance du bébé, est présent dans les légumes verts, les fruits, les oléagineux, les fromages à pâte molle, les abats, les œufs.
- **le calcium** est un constituant essentiel du squelette et des dents. Consommez un produit laitier à chaque repas, soit trois ou quatre par jour, en les variant.
- **la vitamine D**, indispensable pour assimiler et fixer le calcium, est fournie par les poissons gras, les œufs et les produits laitiers non écrémés, mais elle est aussi fabriquée par la peau sous l'influence du soleil. Votre médecin vous en prescrira systématiquement au dernier trimestre de grossesse.

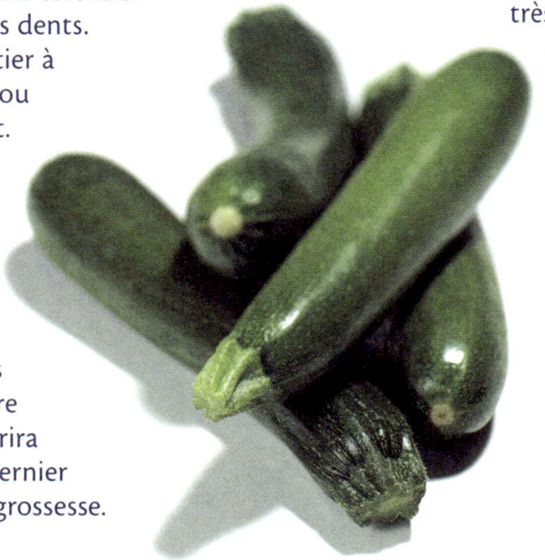

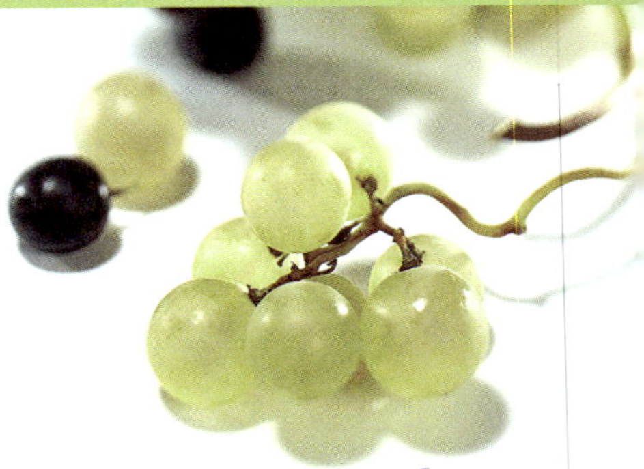

de la variété dans tous vos menus

Les aliments sont classés en cinq groupes différents :

- **viande** ou **poisson** ou **œufs** ;
- **produits laitiers** ;
- **féculents** ou **légumes secs** ;
- **légumes** et **fruits** ;
- **matières grasses**.

Les aliments d'un groupe ont des caractéristiques communes et sont en principe interchangeables, mais il est préférable de les varier d'un jour à l'autre pour en bénéficier pleinement. En revanche, une famille d'aliments ne peut être remplacée par une autre.

Manger équilibré est finalement très simple : pour un apport nutritionnel optimal, il suffit de puiser chaque jour dans les différents groupes d'aliments et d'en consommer à peu près les quantités indiquées (voir encadré).

Mangez deux fois mieux et non pas deux fois plus !

17ème semaine

DATE du ____ au ____

Rendez-vous

À faire

Notes

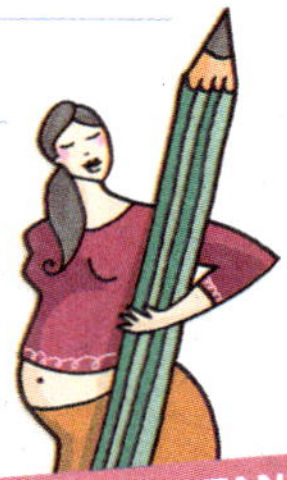

IMPORTANT

En pratique, l'idéal est de manger chaque jour :

- 150 à 200 g de viande ou de poisson
- 150 à 200 g de féculents ou légumes secs (poids après cuisson)
- 200 à 300 g de légumes
- 3 ou 4 produits laitiers (yaourt, fromage, lait…)
- 2 ou 3 fruits
- 80 à 120 g de pain
- 30 à 40 g de matières grasses

boissons

pour bien s'hydrater

L'eau reste la meilleure des boissons. Vous pouvez aussi boire des tisanes, du lait ou des bouillons, ainsi que des jus de fruits – si vous achetez des « pur jus » ou si vous pressez les fruits vous-même, ils seront sans sucre ajouté, à la différence des nectars de fruits. Méfiez-vous des sodas, qui contiennent l'équivalent de 20 morceaux de sucre par litre…

quelle quantité ?

Pour bien éliminer les déchets – les vôtres ainsi que ceux de votre bébé – et pour prévenir une infection urinaire, il vous faut boire 1,5 litre de liquide par jour. Attention, même en cas d'œdèmes, ne vous privez pas de boire ; vous risqueriez de vous déshydrater. Les œdèmes ne dépendent que très peu de la quantité de boisson absorbée.

thé ou café ?

Ces deux boissons, respectivement à base de théine et de caféine, peuvent entraîner, à fortes doses, insomnies et palpitations. La grossesse augmente en général la sensibilité à la caféine, mais l'effet varie selon les femmes. À vous de tester pour savoir quelle quantité de thé ou de café vous convient. Et sachez que le robusta contient deux fois plus de caféine que l'arabica, et que le décaféiné en est dépourvu.

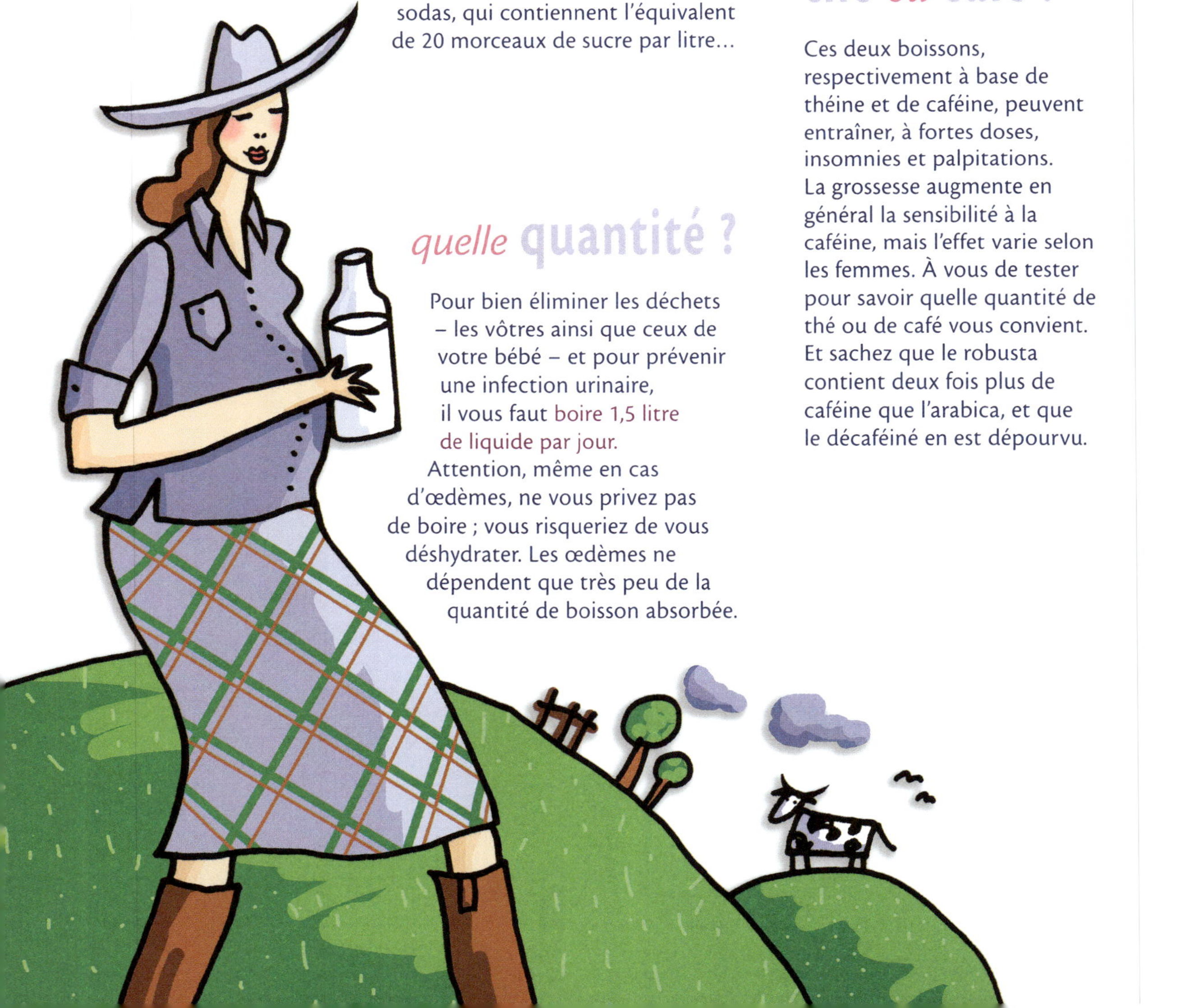

18ème semaine

DATE du ____ au ____

Rendez-vous

À faire

Notes

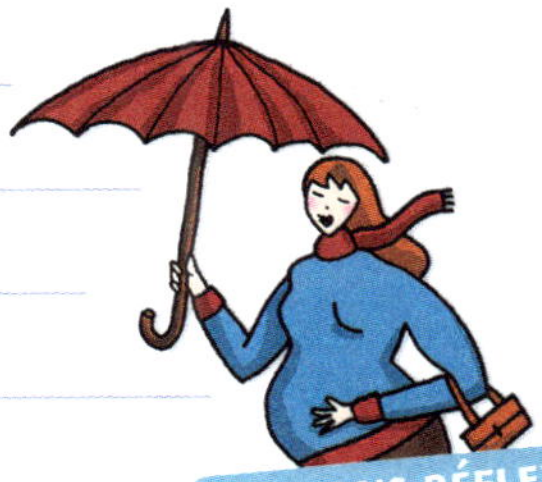

LES BONS RÉFLEXES

CHOISISSEZ DES BULLES SANS ALCOOL POUR TRINQUER AVEC LES COPINES !

Mode de vie

garder une activité

Poursuivre une activité, professionnelle ou autre, permet de rester en contact avec des collègues ou des clients et de maintenir une ouverture sur le monde extérieur – ce qui présente des aspects positifs sur le plan psychologique. L'exercice d'une profession n'est pas, en soi, un facteur de risque d'accouchement prématuré, même s'il peut le devenir dans certains cas.

sortir ? oui, mais...

Dans les salles de spectacle, privilégiez les sièges près des allées et munissez-vous d'une lampe de poche pour sortir si vous avez besoin de prendre l'air, de marcher un peu ou d'aller aux toilettes. Dans tous les cas, fuyez les boîtes de nuit et les concerts bruyants et proscrivez toutes les manifestations où vous risqueriez d'être bousculée par la foule.

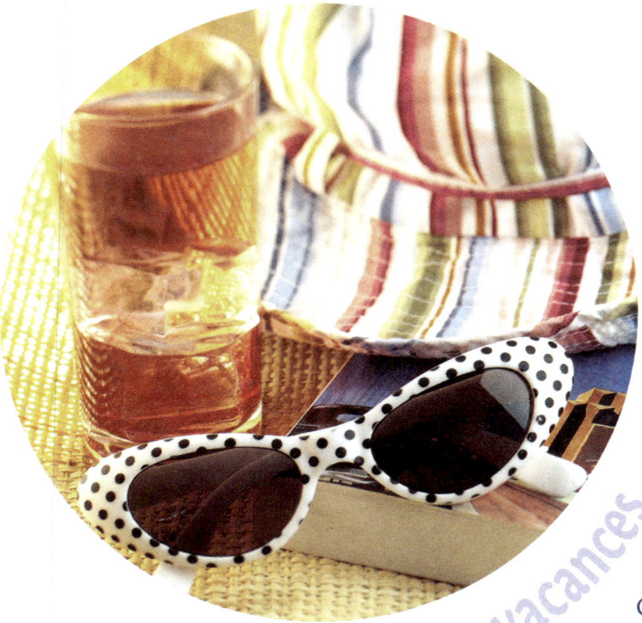

profiter des vacances

Grossesse et vacances font plutôt bon ménage. En effet, rien ne vous sera plus bénéfique que de vous reposer, loin des soucis du quotidien. Faites la sieste aussi souvent que possible, de préférence à l'ombre ou dans une pièce fraîche. Renoncez aux expositions prolongées sur une plage ou près d'une piscine. En bord de mer, n'hésitez pas à marcher un moment dans l'eau pour soulager vos jambes (un chapeau sur la tête et la peau protégée d'une crème écran total, voir 30) .

19ème semaine

DATE du ____ au ____

Rendez-vous

À faire

Notes

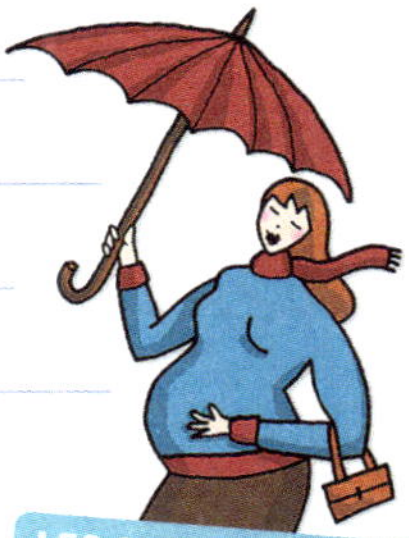

LES BONS RÉFLEXES

Vos amis vous invitent au restaurant. Mais ont-ils demandé s'il y avait un espace non-fumeurs ? Chez vous aussi d'ailleurs ils devront s'abstenir de fumer dans la pièce où vous vous trouvez. N'hésitez pas à le rappeler.

être en forme

une activité physique régulière

Bien vivre sa grossesse, c'est se sentir bien dans son corps, un corps qui se modifie au fil des mois, et c'est aussi garder la forme, sans pour autant changer toutes ses habitudes. L'objectif d'une activité physique, durant cette période, n'est pas la musculation. C'est plutôt de maintenir et d'adapter la musculature, de travailler le souffle, d'activer la circulation sanguine et le transit, d'agir sur les tensions musculaires.

des sports adaptés

La natation, très relaxante est l'exercice de choix. Vous apprécierez la sensation de légèreté qu'elle vous procurera. La gymnastique « douce » est aussi préconisée. Pour le yoga, les postures seront bien sûr adaptées à votre état. Il s'agira avant tout d'un travail sur la respiration accompagné de mouvements destinés à vous étirer et à vous assouplir.

une marche quotidienne

Activité sportive préconisée entre toutes, avec la natation, la marche peut être pratiquée, y compris par les moins sportives, pendant toute la grossesse. Bouger, respirer, s'oxygéner, contribue à se maintenir en forme et de bonne humeur ! Équipez-vous d'une bonne paire de chaussures et marchez à un rythme où vous vous sentez à l'aise.

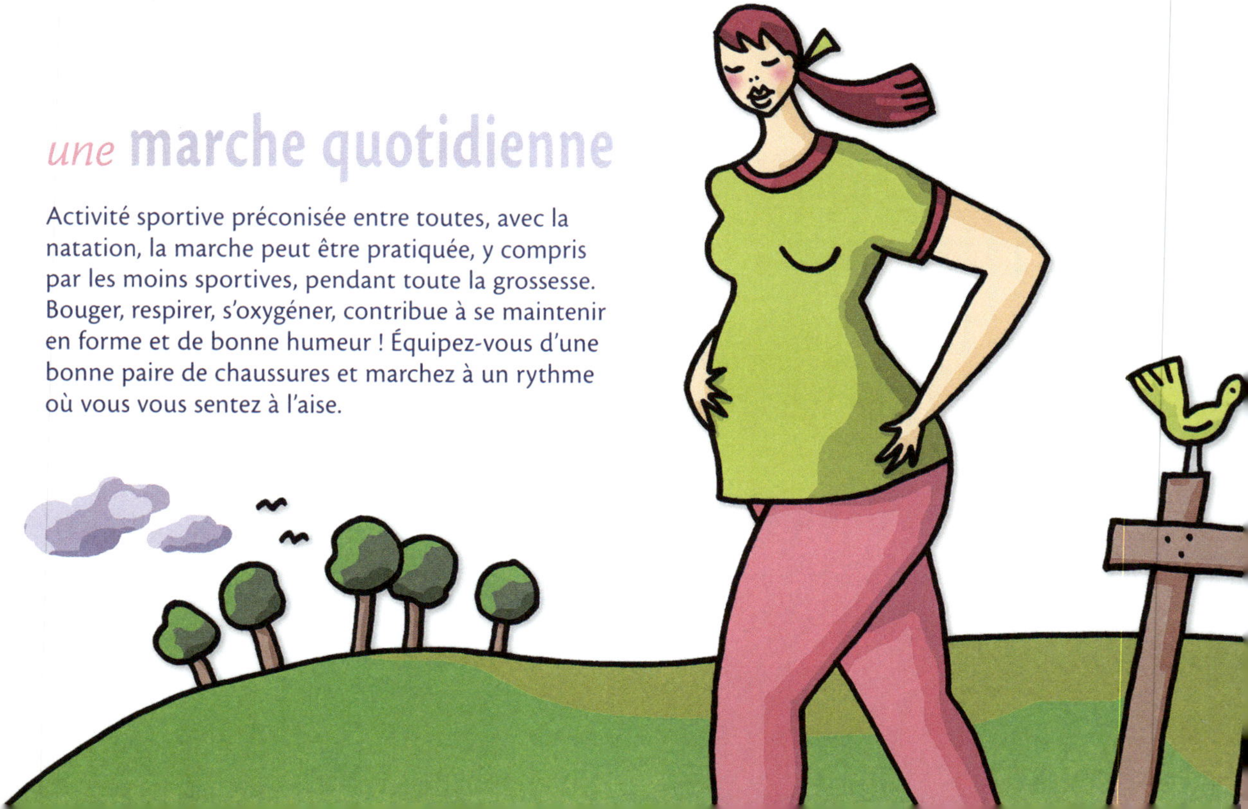

20ème semaine

DATE du ____ au ____

Rendez-vous

À faire

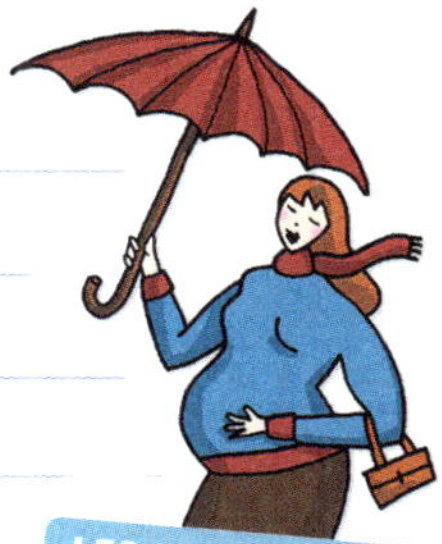

LES BONS RÉFLEXES

Le vélo, qui exige beaucoup d'efforts musculaires, est peu recommandé à partir du 2e trimestre.

Notes

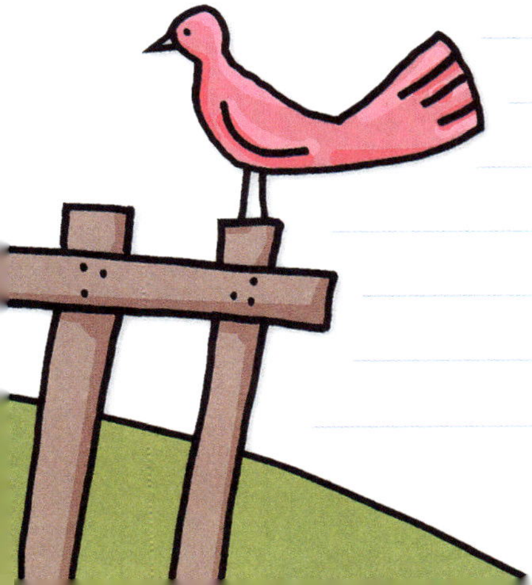

au sein de la famille

une humeur souvent changeante

Pendant ces neuf mois vous serez d'une très grande sensibilité. Selon votre tempérament, votre propre histoire, la façon dont vous êtes entourée, et selon les moments, vous pourrez passer d'un sentiment de bonheur qui vous transporte à une certaine inquiétude ou vulnérabilité. Cela est bien normal, rassurez-vous.

les liens affectifs dans le couple

Avec la grossesse, une bonne part de l'énergie du couple se trouve axée sur le futur enfant. L'avenir est passionnant, mais à travers les interrogations naissent parfois des sentiments ambivalents et la nécessité, par exemple, de régler des conflits sous-jacents avec ses propres parents. Le futur bébé prend aussi de l'importance au sein du couple. Peu à peu vous vous investissez dans votre nouveau rôle de mère et vous posez un autre regard sur votre partenaire. Lui aussi d'ailleurs se prépare, à sa façon, à devenir père.

préparer les aînés

Si le bébé que vous attendez n'est pas le premier, vous pourrez annoncer sa venue dès que vous commencerez à informer votre entourage (voir 4). Si toutefois votre enfant a deviné de lui-même et vous interroge, ne démentez pas ; dites simplement que vous attendiez que le bébé ait un peu grandi dans votre ventre pour lui en parler. L'âge de l'aîné doit être pris en considération. Plus l'enfant est jeune, plus il a de mal à se projeter dans l'avenir ; il vit dans le présent. Passez un peu plus de temps avec lui et répondez à ses questions, dans un langage simple.

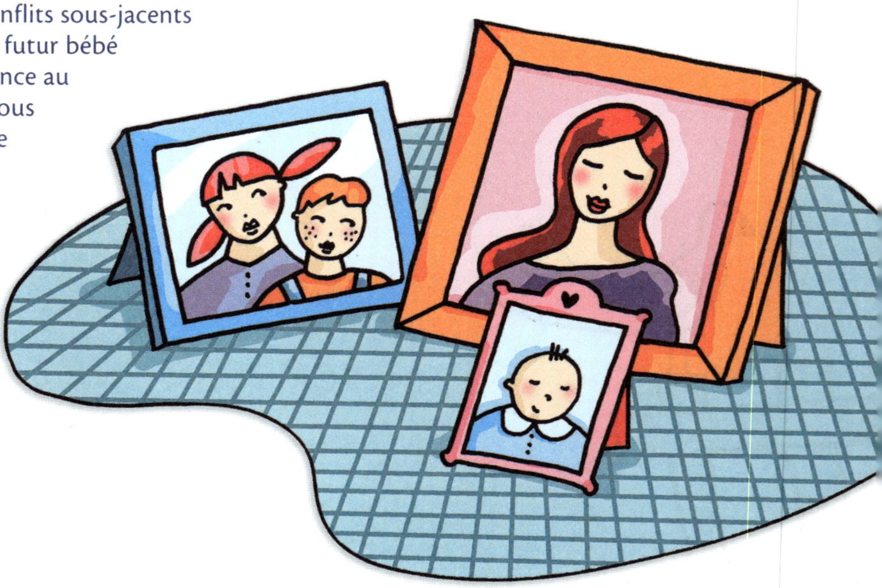

21ème semaine

DATE du ______ au ______

Rendez-vous

À faire

Notes

deuxième échographie

quand et pourquoi

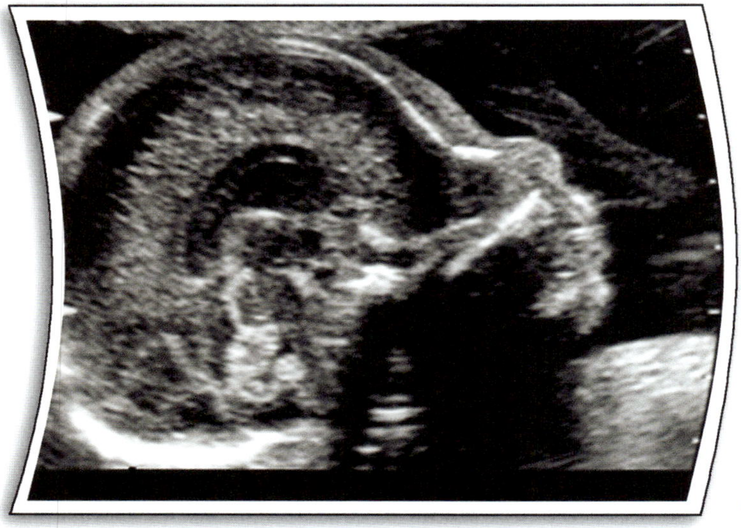

Cette échographie a lieu autour de la 22e semaine d'aménorrhée (ou 20e semaine de grossesse). Située à mi-parcours de la grossesse, elle permet surtout d'étudier la morphologie du fœtus, à la recherche d'une anomalie, d'apprécier sa croissance et sa vitalité, de vérifier la position du placenta et la quantité de liquide amniotique. Elle peut aussi renseigner les parents qui le désirent sur le sexe du futur bébé. Le fœtus a atteint la moitié de sa taille finale : il mesure déjà 25 cm, mais il ne pèse que 450 g.

◄ Cette image est très utile pour explorer le cerveau.

un examen complexe et délicat

La recherche d'anomalies réclame une grande vigilance de la part de l'échographiste. Ne soyez donc pas étonnée s'il se montre peu loquace. Le regard que le praticien porte sur l'image est très différent de celui des parents. Alors que vous espérez « voir votre enfant », lui au contraire a pour objectif d'isoler de très petits détails.

le point de vue de bébé

On appuie sur le ventre de maman à plusieurs endroits. Que se passe-t-il? Je sens des vibrations inhabituelles qui me surprennent. Curieux, ça me suit! Cela, je ne le connais pas. J'ai envie de jouer à cache-cache, presque envie d'aller de l'autre côté si on insiste trop. Voudraient-ils savoir? Fille ou garçon, je ne vais pas leur montrer ! Coucou, ce sera moi, devinez ! Et en attendant le grand jour, sentez-moi avec votre cœur, vos yeux du dedans et vos bonnes mains !

22ème semaine

DATE du ____ au ____

Rendez-vous

À faire

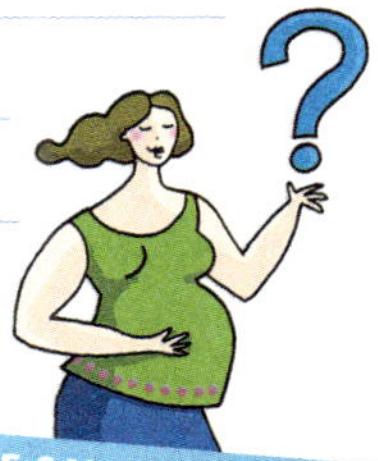

Notes

LE SAVIEZ-VOUS ?

Interrogez-vous, et votre compagnon également, avant de vous rendre à ce rendez-vous. En effet, il faut prévenir l'échographiste si vous ne souhaitez pas qu'il vous révèle le sexe de votre enfant.

Le choix du prénom

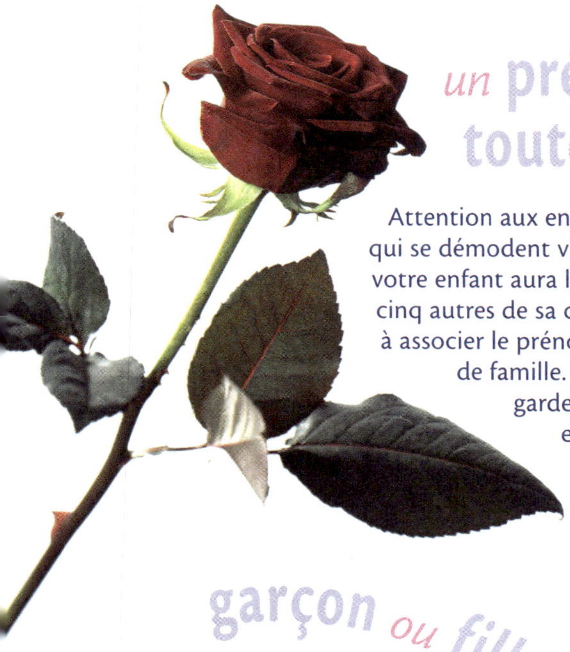

un prénom pour toute une vie

Attention aux engouements du moment qui se démodent vite (une fois scolarisé, votre enfant aura le même prénom que cinq autres de sa classe !). Pensez aussi à associer le prénom choisi à votre nom de famille. Si vous hésitez, gardez vos choix pour vous et attendez de voir votre bébé.

à qui revient le choix ?

Il ne dépend que de vous et du papa. Il se fera en fonction de vos goûts, de vos influences culturelles et familiales. Sachez aussi que l'officier d'état civil peut refuser certains prénoms s'il les juge trop fantaisistes.

garçon ou fille ?

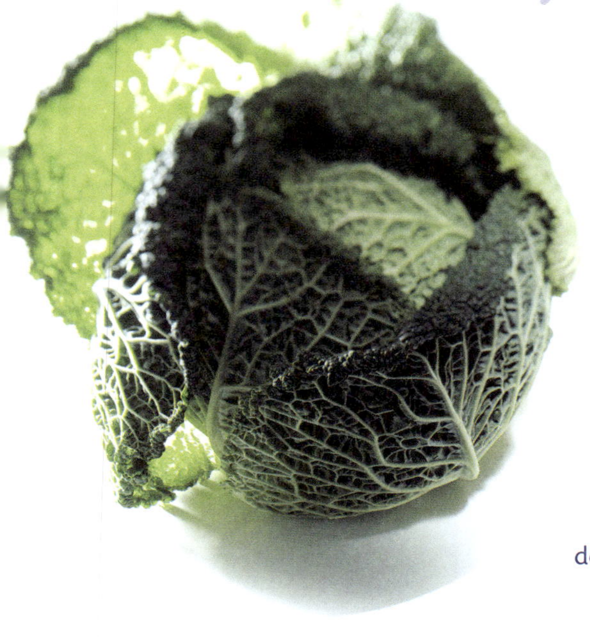

Souhaitez-vous ou non le savoir avant la naissance ? Parfois, les parents ont des avis opposés sur la question, ou sont influencés par la pression de l'entourage. Cela peut dépendre aussi de la place de l'enfant dans la fratrie. Quoi qu'il en soit, l'information n'est jamais neutre, et une fois que l'on sait, on ne peut plus faire comme si on l'ignorait. Le mieux est d'adopter une position commune au sein du couple et d'en informer, en début d'examen, l'échographiste qui pourra vous révéler ou non le sexe de votre enfant.

23ème semaine

DATE du ____ au ____

Rendez-vous

À faire

Notes

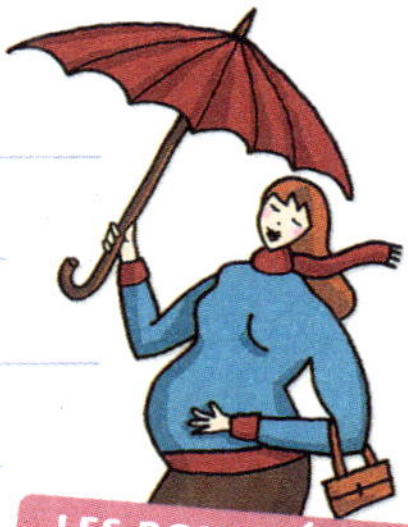

LES BONS RÉFLEXES

Pensez que le prénom doit aussi être adapté à l'âge adulte. Évitez qu'il soit trop excentrique ou chargé de connotations affectives ou de symboles lourds à porter.

Quand consulter en urgence ?

des symptômes qui exigent une **consultation rapide**

La plupart du temps, les symptômes ressentis correspondent simplement aux petits maux de la grossesse : jambes lourdes, crampes… (voir 27). Voici les signes qui doivent néanmoins vous conduire à consulter très rapidement :

- **des contractions** régulières et/ou douloureuses,
- **des saignements :** s'ils ne sont pas forcément graves au 1er trimestre, ils peuvent témoigner d'une fausse couche précoce ou d'une grossesse extra-utérine. Par la suite, on peut redouter des anomalies du placenta, avec un risque d'hémorragie,
- **la fièvre est le symptôme d'une infection.** Elle est à prendre au sérieux si elle persiste plus de 24 heures,
- **la perte de liquide amniotique :** l'écoulement d'un liquide transparent comme de l'eau, chaud et à l'odeur fade, doit vous alerter,
- **des brûlures ou des picotements en urinant,**
- **l'apparition de douleurs au niveau de la vulve** (pouvant évoquer un herpès génital), ou de démangeaisons,
- **des douleurs vives dans le ventre,**
- **de fortes démangeaisons** non limitées au ventre et qui empirent dans la nuit,
- **des œdèmes importants** qui s'aggravent (si vous prenez plusieurs kilos en une semaine et si vous sentez que vos pieds, vos jambes, vos mains, votre visage sont gonflés),
- **la diminution des mouvements du bébé :** si vous ne sentez plus bouger votre bébé au-delà de 12 heures, une échographie et un monitorage permettront de vérifier son bien-être.

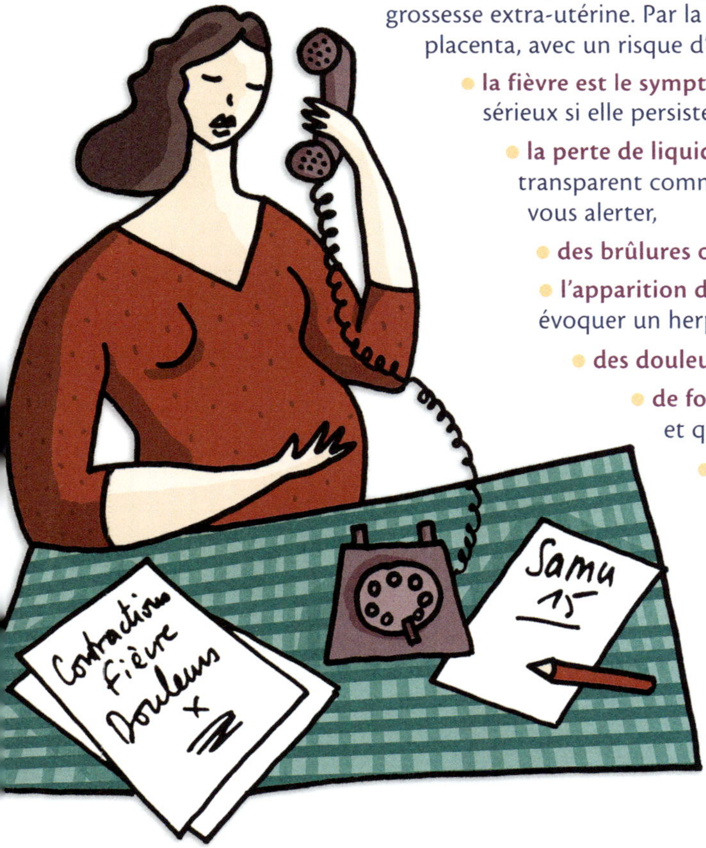

24ème semaine

DATE du ____ au ____

Rendez-vous

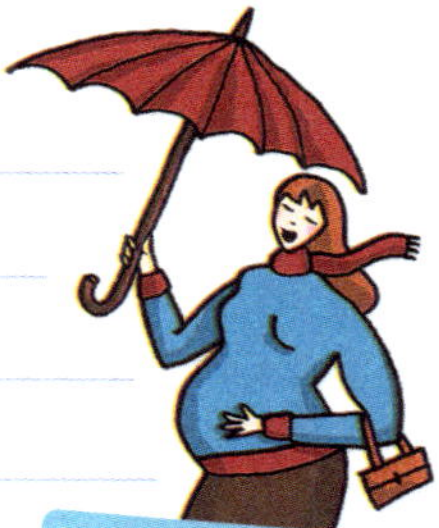

À faire

LES BONS RÉFLEXES

Si vous avez une question ou un doute, appelez la sage-femme ou le médecin qui vous suit.

Notes

Contractions utérines

que ressent-on lors d'une contraction ?

Vous avez l'impression que votre ventre se durcit, comme si l'utérus se « mettait en boule » par moments. La contraction ne fait pas forcément mal. Rarement, elle se localise dans le dos. Soyez vigilante.
Vous pouvez en avoir pendant toute votre grossesse, davantage vers la fin. Si elles ne surviennent pas plus d'une dizaine de fois par jour, elles sont tout à fait normales et ne présagent pas de la proximité de l'accouchement. Lorsqu'elles sont plus nombreuses, ou loin du terme, par exemple, prenez l'avis d'un obstétricien, qui appréciera le risque éventuel d'accouchement.

les contractions de l'accouchement

Ce sont des contractions douloureuses, répétées, régulières (toutes les 5 à 10 minutes), durant chacune de 1 à 2 minutes, qui ne disparaissent pas lorsque vous vous reposez. De telles contractions doivent vous conduire à vous présenter à la maternité.
Après la 37e semaine d'aménorrhée, il n'y a plus de risque de prématurité.

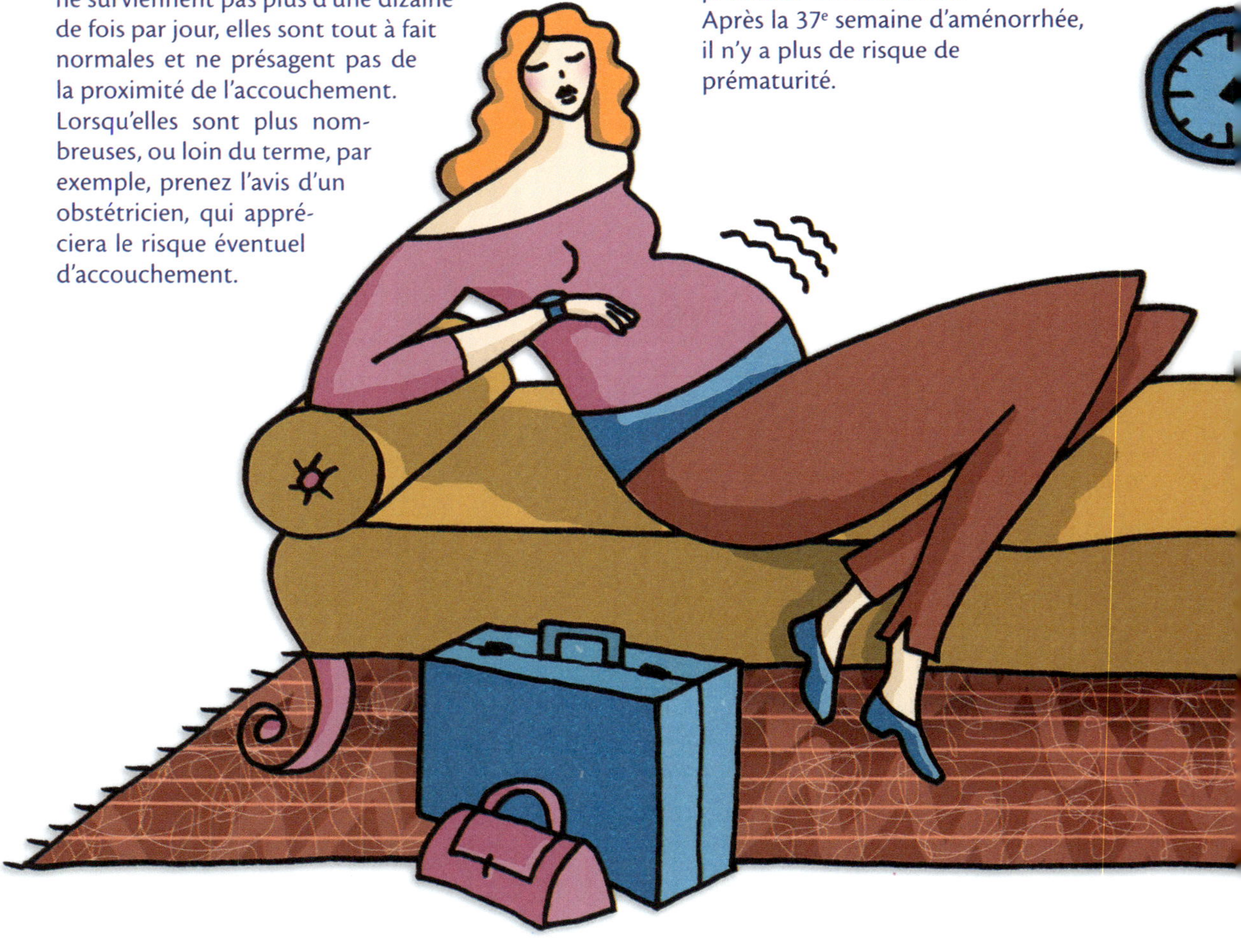

25ème semaine

DATE du ____ au ____

Rendez-vous

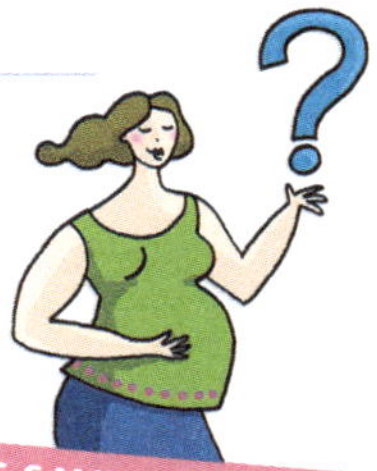

LE SAVIEZ-VOUS ?

Les contractions ne sont pas les seuls signes que l'accouchement approche. Si vous perdez les eaux (voir 24 et 39) sans avoir de contractions, rendez vous sans attendre à la maternité. Les contractions peuvent survenir après.

À faire

Notes

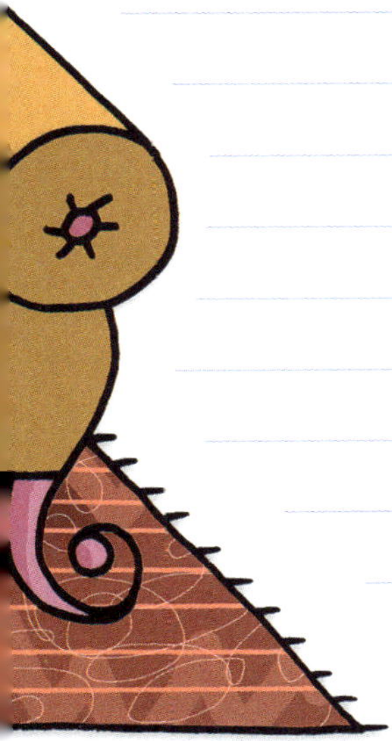

transports

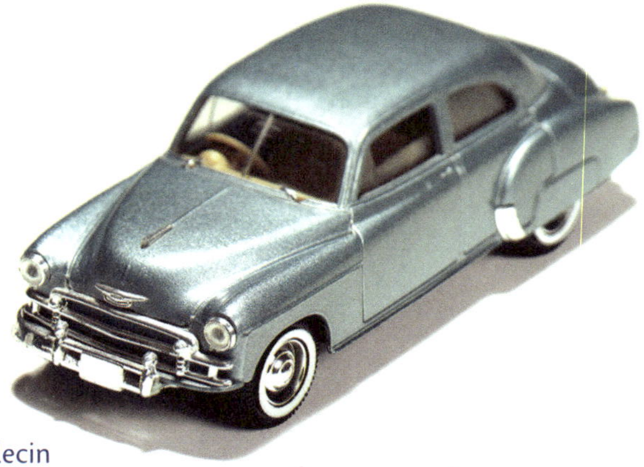

de la voiture avec modération

Pour des trajets de moins d'une heure, la voiture ne présente aucun inconvénient, mais attention aux dos-d'âne et nids-de-poule. Si vous devez faire une longue distance, consultez éventuellement votre médecin avant votre départ. Arrêtez-vous toutes les deux heures et offrez-vous du repos dès que vous arrivez à destination. Attachez votre ceinture de sécurité en plaçant la sangle abdominale sous votre ventre et non en travers.

le train et l'avion

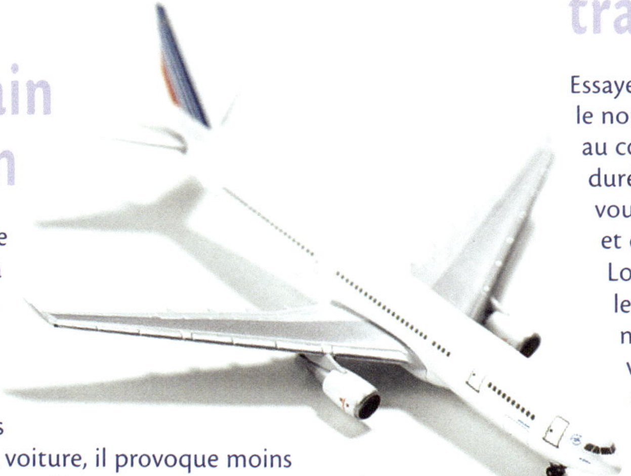

Si vous avez le choix, et surtout à partir du 7e mois, privilégiez le train pour les trajets de plus de trois heures. Plus confortable que la voiture, il provoque moins de mouvements saccadés et ne vous contraint pas à rester assise et immobile pendant des heures puisque vous pouvez vous déplacer à l'intérieur des wagons. L'avion reste le mode de transport le plus indiqué pour les longues distances. Mais attention, au-delà de 8 mois de grossesse vous devrez fournir un certificat médical (le personnel n'est pas forcément compétent pour pratiquer un accouchement en plein vol !)

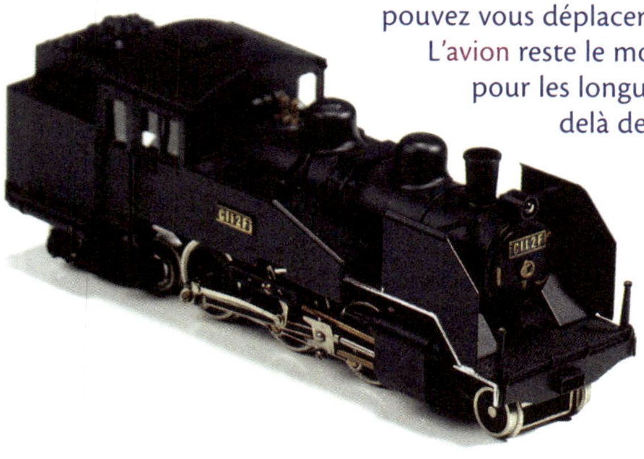

quel que soit le mode de transport

Essayez, si possible, de limiter le nombre de vos déplacements au cours de la journée, et leur durée à une heure. Au-delà, vous risquez de vous épuiser et d'accoucher prématurément. Lorsque vous devez utiliser les transports en commun, n'hésitez pas à faire valoir vos droits si vous ne pouvez éviter les heures d'affluence : vous bénéficiez en priorité des places assises, même si certains rechignent à vous les céder.

26ème semaine

DATE du ____ au ____

Rendez-vous

À faire

Notes

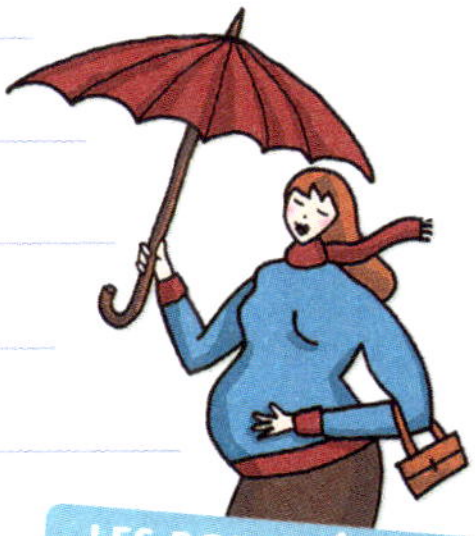

LES BONS RÉFLEXES

PENDANT UN LONG TRAJET, INSTALLEZ-VOUS CONFORTABLEMENT :

- ENLEVEZ VOS CHAUSSURES ET SURÉLEVEZ VOS JAMBES, DÈS QUE VOUS LE POUVEZ,
- MULTIPLIEZ LES OCCASIONS DE MARCHER POUR ACTIVER LA CIRCULATION SANGUINE, CAR VOS JAMBES RISQUENT DE GONFLER.

Petits maux de la grossesse

transit paresseux et brûlures d'estomac

L'appareil digestif se détraque un peu. Les nausées sont surtout fréquentes au 1er trimestre. En outre, vous pouvez être constipée. N'oubliez pas de boire 1,5 litre d'eau par jour et consommez davantage d'aliments riches en fibres (voir 17).
Si vous êtes sujette à des brûlures d'estomac après les repas, désagrément très fréquent au 3e trimestre, ne vous allongez pas aussitôt après avoir mangé. Pour dormir, vous pouvez rester à demi assise, le buste surélevé.

de la fatigue, parfois des malaises

C'est surtout au début et à la fin de la grossesse que la fatigue perturbe parfois le quotidien.
Le repos excepté, il n'existe pas de remèdes à cette lassitude tout à fait normale. En revanche, vous pourrez éviter certains petits malaises par des attitudes toutes simples : redressez-vous toujours doucement en passant de la position allongée à la station debout. Prévoyez une collation pour les milieux de matinée et d'après-midi. Au dernier trimestre, allongez-vous plutôt sur le côté gauche.

le sang circule moins bien

La sensation de jambes lourdes et les varices s'aggravent dès qu'il fait chaud. Évitez si possible la station debout, la position jambes croisées et les bottes serrant les mollets. Douchez-vous les jambes à l'eau froide et dormez en les surélevant.
Les hémorroïdes, plus fréquentes en fin de grossesse, deviennent moins sensibles si vous faites attention à votre alimentation. Des pommades et des médicaments oraux peuvent vous être prescrits en cas de crise.

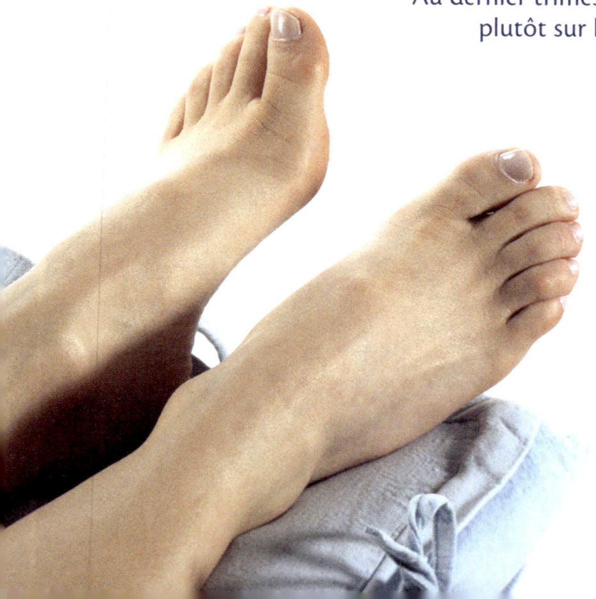

de nombreuses petites douleurs

- **Mal de dos ou sciatique**
- **Mal de ventre** (simplement parfois à cause de l'étirement de certains ligaments du bassin),
- **Crampes :** lorsqu'une crampe survient au mollet, maintenez votre jambe tendue et demandez à votre compagnon de pousser fortement les orteils vers vous.

27ème semaine

DATE du ____ au ____

Rendez-vous

À faire

Notes

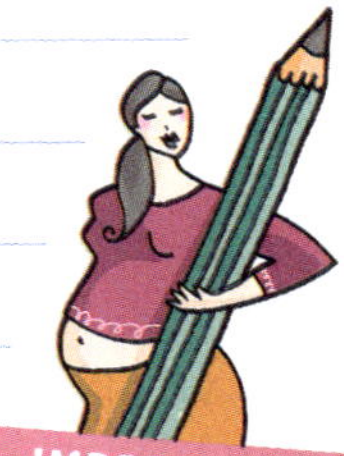

IMPORTANT

D'autres désagréments éventuels comme une transpiration excessive, des essoufflements, des saignements de nez ou de gencives, une production de salive plus importante sont courants et inconfortables, mais sans gravité.

Garde de votre bébé

quel mode de garde envisager ?

Avant de trancher, prenez le temps de vous interroger sur ce qui est important pour vous et votre enfant, pour son papa, et pour les aînés s'il y en a. Le premier critère de choix est souvent très personnel : quand certaines préfèrent confier leurs enfants à une seule et même personne, d'autres ne jurent que par la collectivité. Mais votre décision dépendra aussi des possibilités locales (ce que propose votre commune) et bien évidemment, du budget dont vous disposez.

un congé parental d'éducation ?

Si vous travaillez depuis un an au moins dans une entreprise, vous pouvez demander à bénéficier d'un congé ou d'un temps partiel pour élever votre enfant, pendant une durée limitée de 1 an renouvelable ; à l'issue de ce congé vous devez retrouver votre emploi avec une rémunération équivalente. Pour en faire la demande, adressez une lettre recommandée avec accusé de réception à votre employeur à la fin du congé de maternité. Ce congé peut être pris jusqu'aux 3 ans de l'enfant et pendant votre absence vous ne percevrez pas de rémunération.

crèche ou assistante familiale

Dans tous les cas, renseignez-vous sur les modalités d'accueil (horaires, repas) et sur le fonctionnement. Il est indispensable que vous rencontriez aussi les personnes qui s'occuperont de votre bébé, que ce soit pour une heure ou pour la journée, et qu'un climat de confiance s'établisse entre vous.

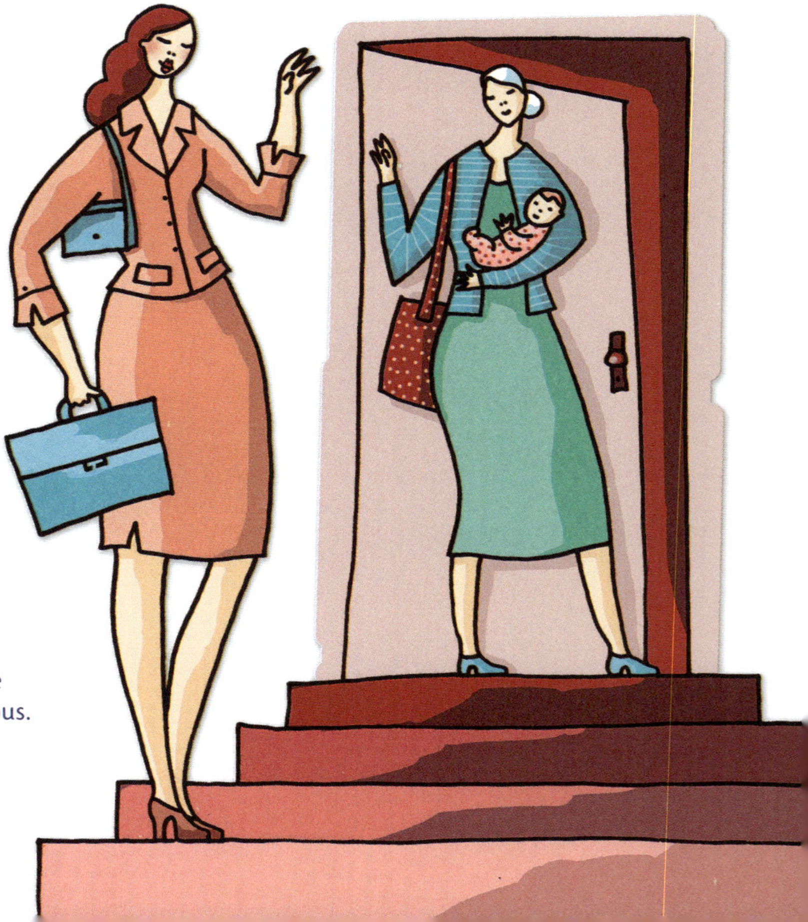

28ème semaine

DATE du ____ au ____

Rendez-vous

À faire

Notes

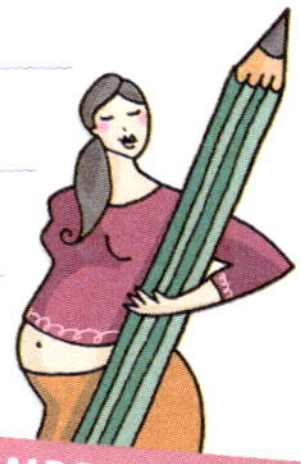

IMPORTANT

Il faut vous y prendre vraiment à l'avance et vous faire confirmer par écrit toute inscription ou engagement.

Pendant les derniers mois, quand vous vous sentez plus lourde, plus fatiguée, vous appréciez l'aide de votre compagnon qui vous épaule. La joie de devenir parent s'accompagne d'un immense désir de tendresse et d'écoute. Les préparatifs à la naissance vous feront oublier les petits désagréments ou inconforts de la grossesse et vous rassureront si tout est prêt pour l'arrivée de votre enfant.

3ème trimestre

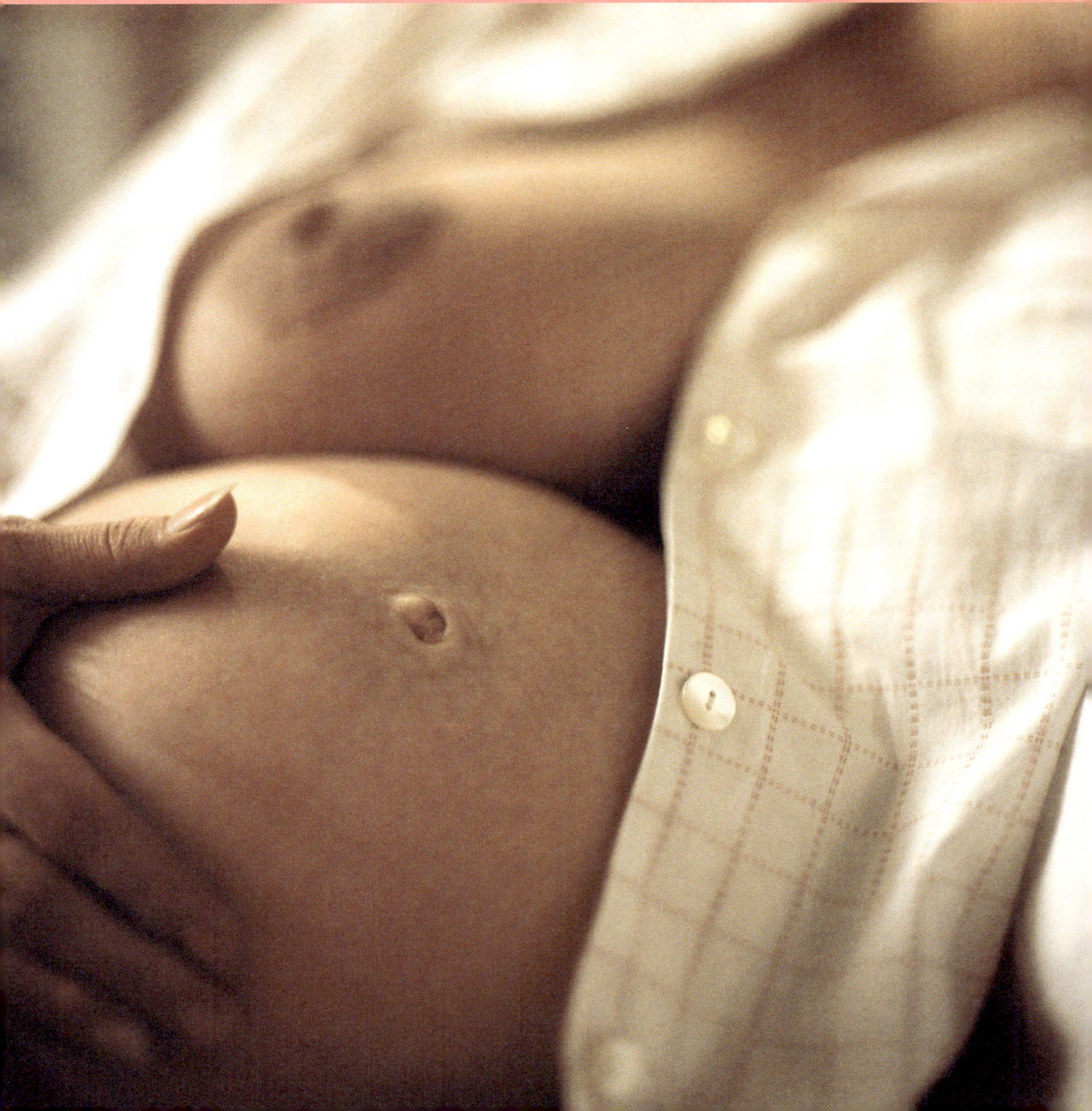

envies ou fringales ?

envies de fraises ?

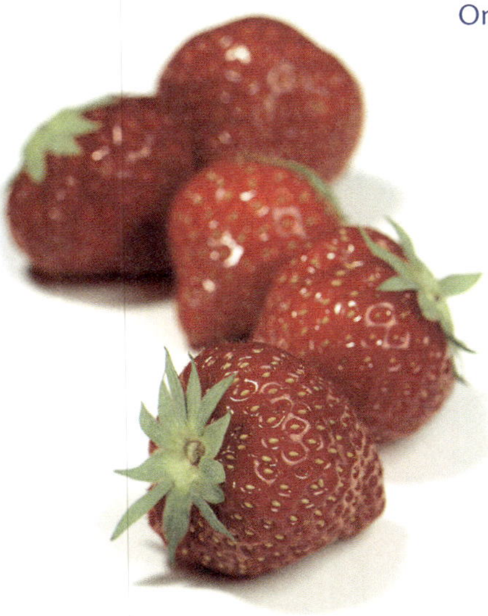

On serait tenté de ranger ces fameuses « envies » au rayon des idées reçues, d'autant qu'elles n'ont aucune explication physiologique ou médicale. Toutefois, il serait vain de les nier totalement. Si la plupart des femmes n'en ont aucune durant leur grossesse, certains goûts alimentaires peuvent changer. Vous avez peut-être pu le constater déjà au 1er trimestre.

des causes d'origines variées

La modification de la perception des saveurs (dégoût du café, par exemple) peut apparaître sous l'action des hormones. Mais une envie particulière naît parfois du simple besoin d'être choyée ou de se sentir au centre de l'attention. Parfois aussi, les pulsions alimentaires cachent une petite anxiété. À moins qu'elles ne soient la conséquence d'un sevrage tabagique auquel vous vous êtes fort heureusement astreinte…

de vraies fringales

Si vous avez des fringales, faites-vous plaisir de temps en temps. Mais attention, si ces envies surviennent plusieurs fois par jour, elles risquent d'entraîner une prise de poids excessive et de vous couper l'appétit au moment des repas principaux.

le point de vue de bébé

Je peux avaler ce liquide chaud dans lequel je flotte. Cela m'occupe beaucoup et c'est souvent pareil. Mais je peux aussi goûter plein de saveurs différentes selon les moments. Cela me fait des surprises et des découvertes. Quand cela me fait plaisir, je déglutis deux fois plus ce liquide, et cela m'intéresse. Il y a des goûts qui reviennent souvent et je finis par les reconnaître, c'est bon ! Mais, si cela me déplaît, parfois, je fais la grimace, et je préfère sucer mon pouce ou m'endormir.

29ème semaine

DATE du ____ au ____

Rendez-vous

À faire

Notes

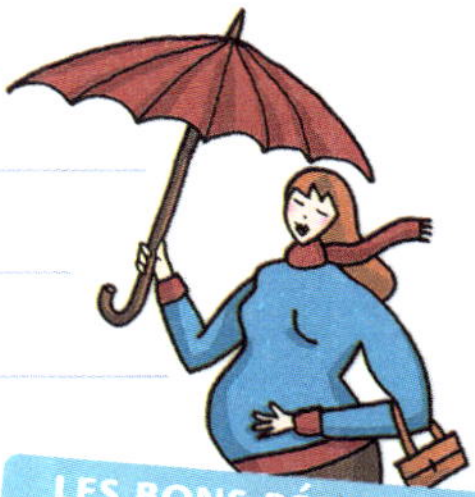

LES BONS RÉFLEXES

Évitez aliments sucrés et friandises chaque fois que vous avez faim. Habituez-vous à moins sucrer vos yaourts et à réduire de 10 à 20 % les quantités de sucre lorsque vous faites des pâtisseries.

beauté et soins du corps

tout en douceur

En matière de maquillage, faites ce qu'il vous plaît. L'important est que vous vous sentiez belle. Prenez simplement garde aux produits alcoolisés et parfumés, car vous risquez plus que d'habitude d'avoir des allergies. Pour le démaquillage, choisissez plutôt des produits doux et non astringents.

l'accentuation de la pigmentation

Une ligne brune et verticale apparaît parfois au milieu de votre ventre et les aréoles de vos seins foncent. La grossesse, il est vrai, se marque parfois de façon un peu plus inesthétique sur le corps que sur le visage. Tout cela est normal et rentrera dans l'ordre quelques mois après l'accouchement.

le masque de grossesse : gare au soleil !

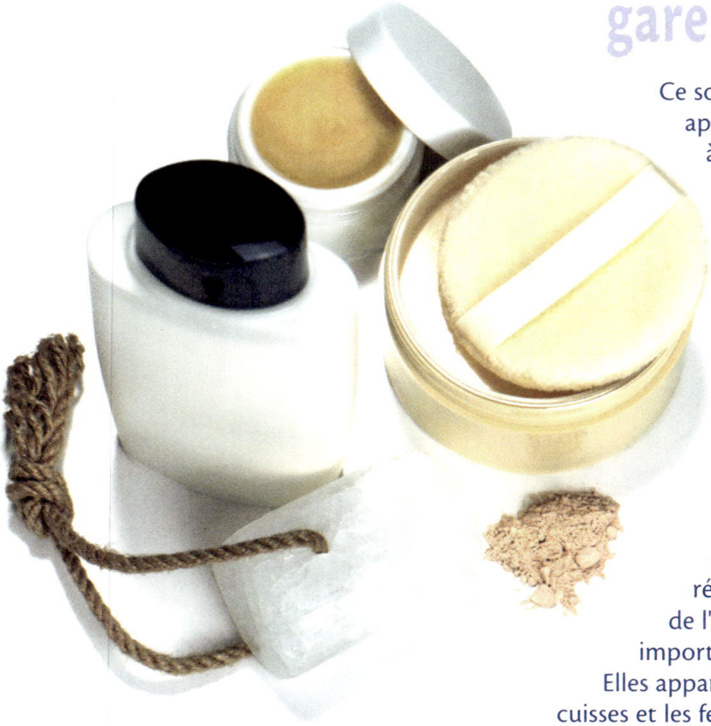

Ce sont des taches de couleur marron qui apparaissent sur le front, les tempes et les joues, à partir du 4e mois. Pour prévenir ce phénomène, évitez toute exposition au soleil. Appliquez un écran solaire total, même en ville, dès les beaux jours. Chaussez vos lunettes et coiffez-vous d'un chapeau à large bord en cas de fort ensoleillement. Si des taches surviennent, elles disparaîtront en général six mois après l'accouchement.

les vergetures

Ces petites stries violacées, puis blanches, résultent de la rupture des fibres élastiques de l'épiderme sous l'effet d'un étirement trop important ou d'une modification hormonale. Elles apparaissent sur le ventre, les seins, les hanches, les cuisses et les fesses. Vous pouvez tenter d'éviter ou de limiter leur apparition en contrôlant votre prise de poids et en appliquant chaque jour sur l'ensemble du corps une crème hydratante.

30ème semaine

DATE du ____ au ____

Rendez-vous

À faire

Notes

Sexualité

les caprices du désir

Selon votre forme physique, votre état d'esprit et celui de votre partenaire, le désir connaît des hauts et des bas. Les bouleversements physiologiques et hormonaux peuvent aussi avoir une influence sur votre plaisir. Votre envie et celle de votre compagnon restent essentielles, et le dialogue parfois nécessaire pour que tout se passe bien. Au cours du 1er trimestre une baisse de la libido est possible avec la transformation de votre corps. Mais souvent, à partir du 2e trimestre, les hormones accentuent la lubrification du vagin. C'est une période où la sexualité peut être plus intense.

une appréhension pour votre bébé ?

Si vous trouvez votre compagnon moins fougueux, n'en concluez pas qu'il ne vous désire plus ! Il peut éprouver seulement un peu d'appréhension devant les mouvements du bébé qui agitent votre ventre. Mais cette crainte est sans fondement. Lors des rapports sexuels, le pénis ne pénètre jamais dans l'utérus et le bébé n'est pas du tout gêné par la pression du corps de l'homme sur le ventre maternel, même dans les derniers temps de la grossesse.

explorez de nouvelles positions

Le volume du ventre constitue parfois une gêne ; mais cette « difficulté » rend certaines personnes très imaginatives. C'est en effet l'occasion d'expérimenter d'autres positions, où les partenaires sont côte à côte ou assis, au lieu d'être couchés l'un sur l'autre. On peut aussi seulement caresser son partenaire, et éprouver ainsi du plaisir sans pénétration. Cela favorise, pour certains couples, une meilleure connaissance du corps de l'autre, donnant même parfois un nouvel élan aux jeux amoureux.

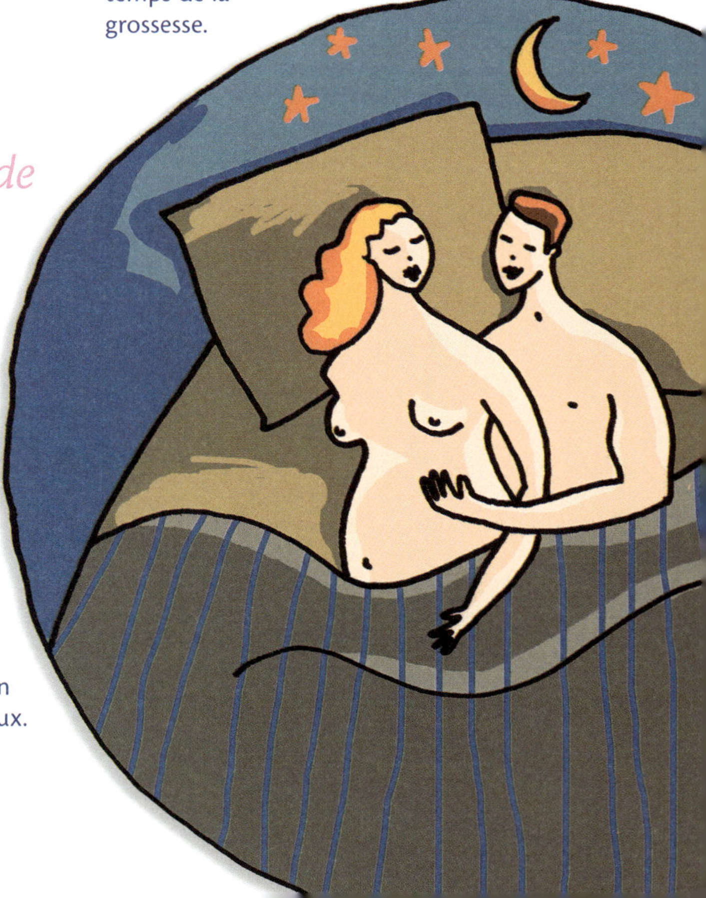

31ème semaine

DATE du ____ au ____

Rendez-vous

À faire

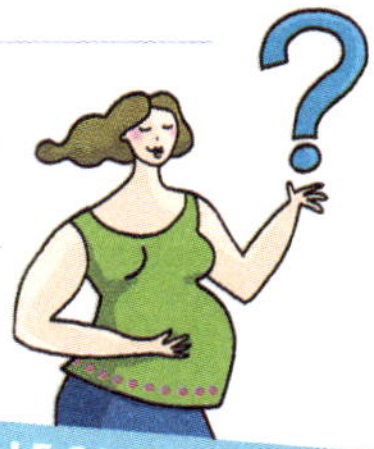

LE SAVIEZ-VOUS ?

PENDANT LES JEUX AMOUREUX DE SES PARENTS, LE BÉBÉ RESTE BIEN PROTÉGÉ DANS LE LIQUIDE AMNIOTIQUE QUI FONCTIONNE COMME UN AIRBAG.

Notes

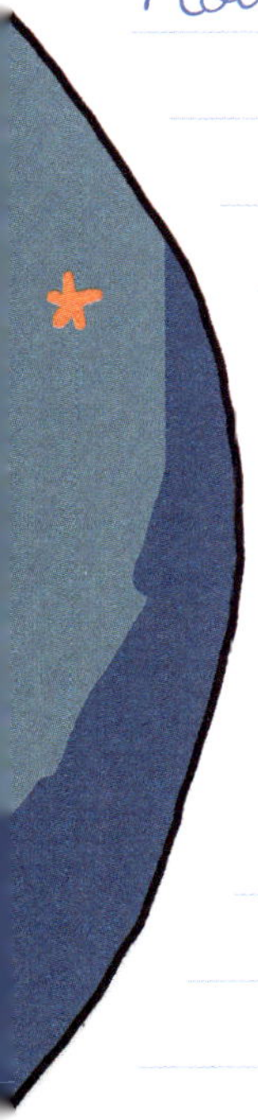

troisième échographie

au 7e mois de grossesse

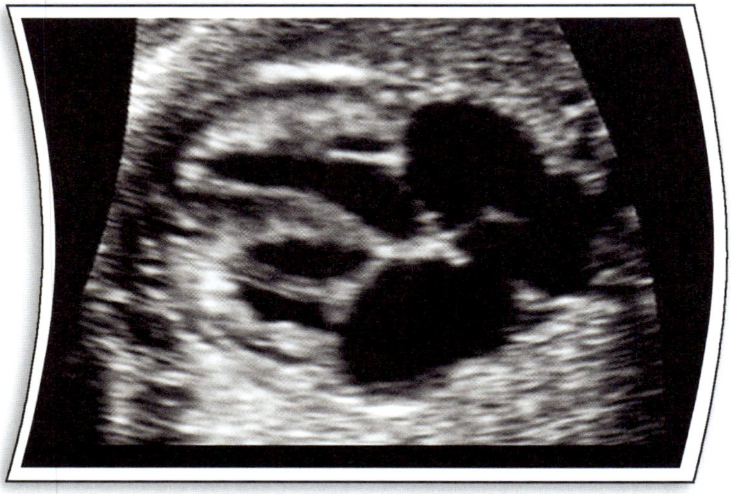

▲ L'échographie ci-dessus montre une vue en coupe du cœur du fœtus avec les deux oreillettes (taches plus sombres à droites) et les deux ventricules.

C'est la dernière échographie avant la naissance. Elle est destinée avant tout à vérifier la croissance du fœtus et ainsi à dépister un éventuel retard *in utero* ; les mesures effectuées, appelées biométries, portent surtout sur le périmètre abdominal, le périmètre céphalique et la longueur du fémur. Une estimation du poids fœtal peut être donnée à partir de ces valeurs, mais jamais la taille du fœtus, qui est alors beaucoup plus grand que la sonde d'échographie.

Ce dernier examen permet par ailleurs de contrôler la position du placenta et de vérifier qu'il ne constituera pas un obstacle à un accouchement par les voies naturelles. Il apporte enfin des informations sur la quantité de liquide amniotique, reflet du bien-être du fœtus.

peut-on tout détecter ?

La fiabilité de l'échographie ne cesse d'augmenter, et les « surprises » à la naissance sont de moins en moins fréquentes. Mais comme toute méthode, cet examen connaît des limites, et on ne peut espérer tout détecter. Certaines anomalies, comme la surdité, ne seront jamais décelables à l'échographie. D'autres ne se manifestent pas toujours par des symptômes prénatals (20 % des enfants trisomiques 21, par exemple, ne présentent aucun signe évocateur avant la naissance).

32ème semaine

DATE du ____ au ____

Rendez-vous

À faire

Notes

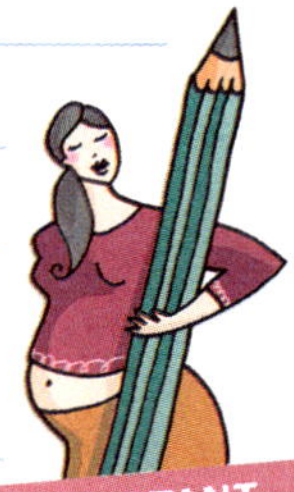

IMPORTANT

Une consultation d'anesthésie est obligatoire à la fin du 8e mois, en vue de l'accouchement (même si vous ne voulez pas de péridurale).

trousseau pour votre enfant

pour le séjour à la maternité

Prévoyez des vêtements de naissance et de 1 mois. Vérifiez qu'ils se ferment facilement et qu'ils s'enfileront sans forcer : ouverture du col ample pour passer la tête et poignets larges pour glisser les bras. Votre bébé gigotera ainsi à son aise et sans risque (voir 38).

pour le retour à la maison

Il vous faudra évidemment :

- des parures de draps avec une couverture,
- deux biberons avec tétines à débit variable et du matériel pour stérilisation,
- un couffin,
- un lit-auto.

petit inventaire

Commencez à glaner ici et là tout ce dont vous allez avoir besoin. Cet inventaire vous aidera à ne rien oublier d'essentiel ou à lister ce qu'on peut vous offrir ou vous prêter. Et complétez le trousseau de bébé à votre guise...

linge et vêtements

- 4 à 5 brassières ou bodies en coton
- 2 ou 3 brassières en laine ou en polaire
- 4 à 5 pyjamas
- 2 à 3 bavoirs
- 2 paires de chaussettes ou de chaussons
- 1 bonnet de coton ou de laine douce selon la saison
- 1 nid d'ange (turbulette ou combinaison)
- 2 paires de draps de berceau

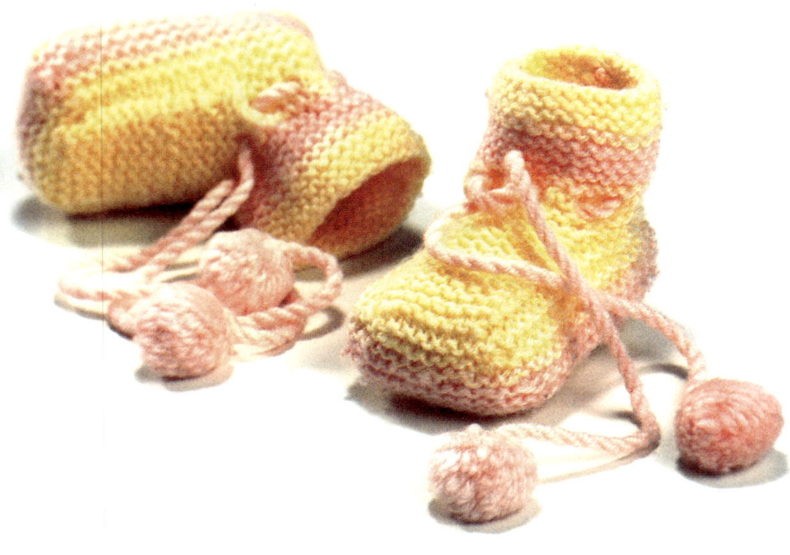

les affaires de toilette

- 2 serviettes de toilette
- 2 gants de toilette
- 1 savon hypoallergénique pour bébé
- Lingettes ou lait de toilette antiallergique avec du coton
- Compresses stériles
- Éosine
- Sérum physiologique
- Huile d'amande douce
- Brosse souple à cheveux pour bébé
- Couches 1er âge

33ème semaine

DATE du ____ au ____

Rendez-vous

À faire

Notes

Chambre de bébé

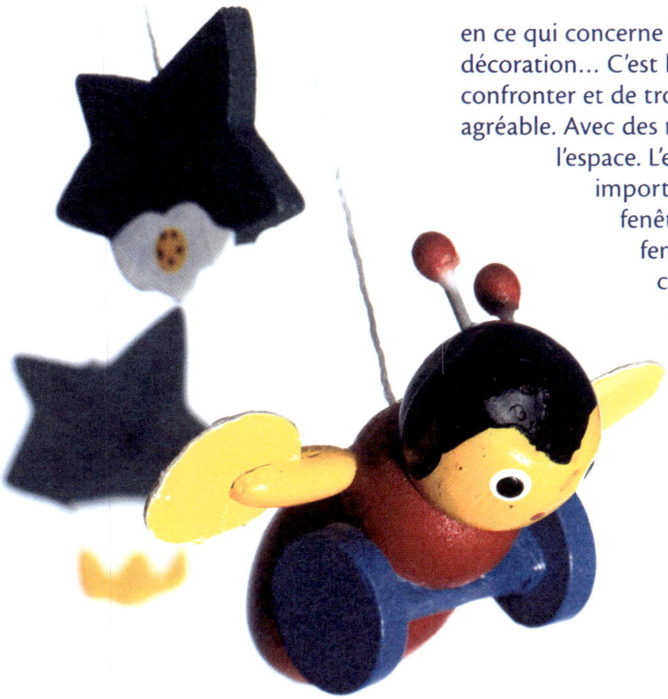

un espace « cosy »

Vous avez sûrement des idées précises en ce qui concerne les couleurs, les matières, le mobilier ou la décoration… C'est l'occasion d'exprimer chacun vos goûts, de les confronter et de trouver un terrain d'entente pour imaginer un lieu agréable. Avec des rangements et peu de meubles pour garder de l'espace. L'emplacement du lit ou du berceau a son importance : pas trop près du chauffage ou des fenêtres. Le filtrage de la lumière provenant d'une fenêtre est essentiel. Et privilégiez avant tout le calme : si possible une pièce qui ne donne pas sur la rue – et loin de la télévision ; prévoyez un interphone si vous craignez de ne pas entendre les pleurs de votre bébé.

côté équipement

Pensez aussi à votre confort et à tout ce dont bébé va avoir besoin pour être habillé, nourri, lavé, promené. La liste de ces équipements peut paraître longue : table à langer, landau, poussette, porte-bébé, baignoire, chaise haute, siège auto, lit de voyage, etc. Faites-vous prêter ou offrir certaines choses et achetez plutôt ce qui vous tient vraiment à cœur.

la sécurité avant tout

Anticipez tout ce que bébé pourrait attraper. Évitez, par exemple, d'installer une étagère au-dessus de son lit ou à côté. Si vous choisissez un lit à barreaux, assurez-vous qu'ils sont assez hauts pour éviter les chutes. Prévoyez une table à langer avec tout le matériel à portée de main pour ne pas avoir à vous éloigner de votre bébé.

un rôle pour le futur papa

Aménager la chambre intéressera aussi sans doute le futur papa. Faites appel à lui, car il est de toutes façons préférable pour vous d'éviter d'inhaler de trop près les odeurs de peinture ou de colle. Une femme enceinte est, en outre, souvent trop fatiguée pour prendre en charge les travaux.

34ème semaine

DATE du ____ au ____

Rendez-vous

À faire

Notes

le point de vue de bébé

Parmi tous ces bruits alentour, j'entends un son grave, au rythme tendre, à la vibration très apaisante. Il s'approche très près ou s'éloigne et apparaît et disparaît régulièrement, mais c'est celui qui donne le plus de chaleur, enveloppe le plus maman et nous fait le plus de bien quand il est là. J'aime venir sous sa main chaude, quand il la pose sur son ventre et me fait une caresse. C'est si bon que, dès que je le sens tout près, je vais de son côté et je sais que tous deux goûtent cet instant.

Les derniers préparatifs

en prévision du départ

L'approche de la naissance fait souvent surgir des sentiments mitigés, surtout la première fois : de l'impatience, de l'excitation, mais aussi un peu de peur. Votre valise est-elle prête (voir 38) ? Avez-vous réuni tous les papiers demandés à l'entrée de la maternité ? La garde de vos enfants pendant vos quelques jours d'absence est-elle bien organisée ? Réfléchissez au trajet, et cherchez qui pourra vous accompagner, même si vous devez partir de façon précipitée. Procurez-vous, pour parer à toute éventualité, le numéro d'un service d'ambulance (les frais vous seront remboursés).

pour le retour à la maison

Vous rentrerez certainement heureuse mais fatiguée de la maternité, à cause de l'accouchement et de toutes les émotions qui s'ensuivent, à cause des visites, de la mise en place de l'allaitement et des nuits hachées avec votre bébé. Si vous arrivez à vous faire aider par un parent ou par une employée, cela vous permettra de vous rétablir plus rapidement, surtout si des aînés vous réclament un peu plus à ce moment-là. Cette aide vous sera précieuse pour assurer « l'intendance », voire pour vous apporter une écoute bienveillante.

et le futur papa ?

Avez-vous discuté avec votre compagnon de sa présence éventuelle en salle d'accouchement ? Seriez-vous d'accord ? En a-t-il lui-même envie ? Cette décision se prend à deux et si possible sans attendre le dernier moment…

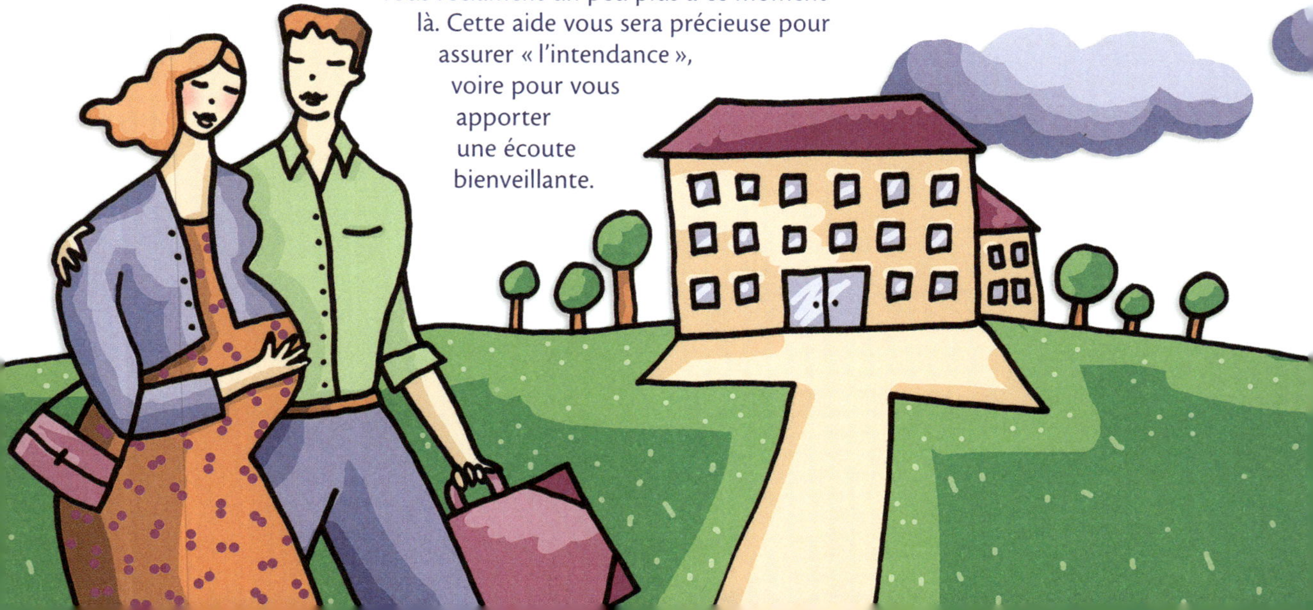

35ème semaine

DATE du ______ au ______

Rendez-vous

À faire

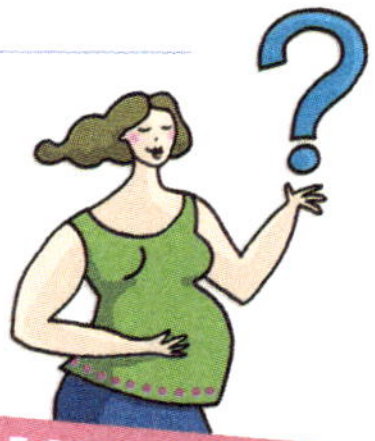

LE SAVIEZ-VOUS ?

SI VOUS APPELEZ LES POMPIERS, ILS VOUS CONDUIRONT À LA MATERNITÉ LA PLUS PROCHE, QUI N'EST PAS FORCÉMENT CELLE OÙ VOUS ÊTES SUIVIE.

Notes

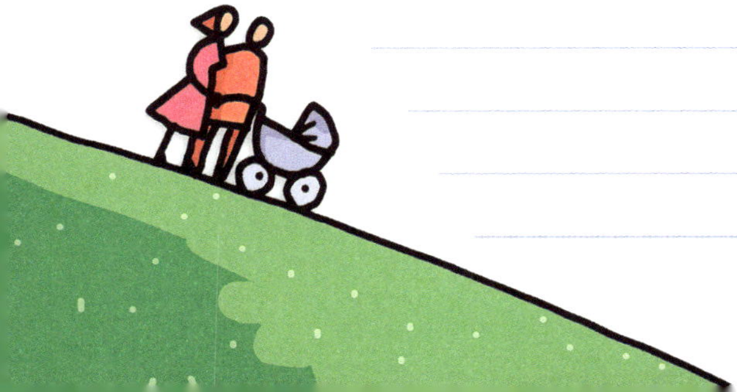

faire-part de naissance

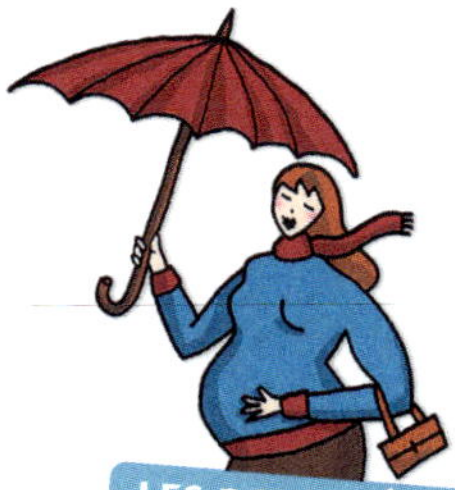

l'annonce de la naissance

Faites-vous aider par le futur papa. C'est une bonne façon pour lui aussi de se préparer à l'arrivée du bébé. Établissez ensemble une liste des proches à qui vous téléphonerez en priorité pour n'oublier personne, puis une liste des connaissances à qui vous annoncerez la naissance par écrit.

LES BONS RÉFLEXES

AUJOURD'HUI, LES PARENTS S'ÉLOIGNENT SOUVENT DES TRADITIONNELLES FORMULES DE NAISSANCE. NOTEZ VOS IDÉES ET VOUS AUREZ AINSI MATIÈRE À DISCUSSION AVEC VOTRE COMPAGNON AU MOMENT DE LA RÉALISATION DE LA PETITE CARTE.

le faire-part

Il n'est pas obligatoire et peut prendre des aspects très variés, du plus conventionnel au plus fantaisiste. Essayez de le choisir avant la naissance. Quand le nouveau-né sera là, vous n'aurez guère le temps. Après la naissance, il vous suffira de communiquer à l'imprimeur son prénom et sa date de naissance. Le faire-part vous évitera de nombreux coups de fil et vous donnera la satisfaction d'avoir réuni les personnes proches comme les plus éloignées autour de l'heureux événement.

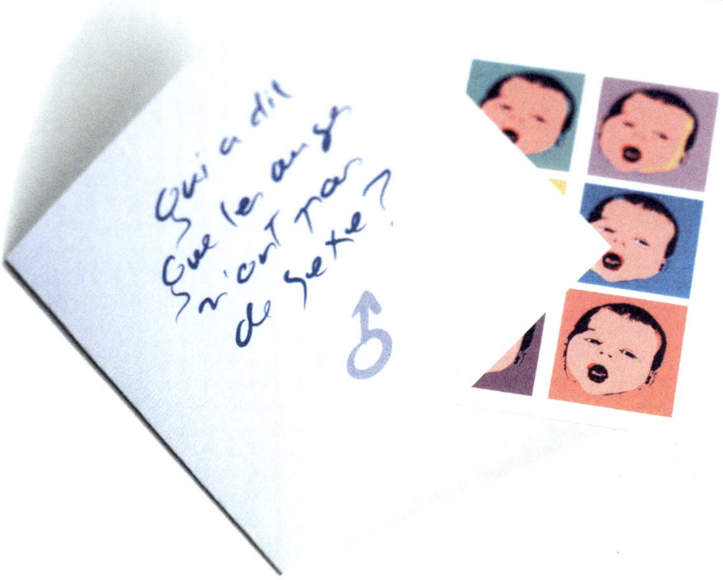

36ème semaine

DATE du ____ au ____

Rendez-vous

À faire

Notes

envie d'allaiter ?

de nombreux avantages

Le lait maternel, contenant des anticorps contre plusieurs infections, réduit considérablement les risques de maladies gastro-intestinales (diarrhée) et respiratoires (asthme), mais aussi d'otites et de rhino-pharyngites. Le fer qu'il contient est aisément assimilable par le bébé. À long terme, il diminue les risques d'allergies, d'obésité et de diabète juvénile. Pour la maman, l'allaitement peut prévenir une hémorragie après l'accouchement, car la rétraction de l'utérus est facilitée par les contractions qui accompagnent la mise au sein.

doutes et craintes

Ne vous fiez pas à l'apparence de vos seins pour émettre un pronostic sur votre capacité à allaiter. Presque toutes les mères sont capables d'allaiter. Il s'agit davantage d'une question d'hormones et de bonne position du bébé au sein que de tour de poitrine ! Sachez aussi que l'allaitement n'a aucune incidence négative sur l'esthétique des seins. Ce sont les brusques variations de volume et de poids qui risquent de déformer votre poitrine ou d'entraîner des vergetures. Prévoyez donc un soutien-gorge adapté.

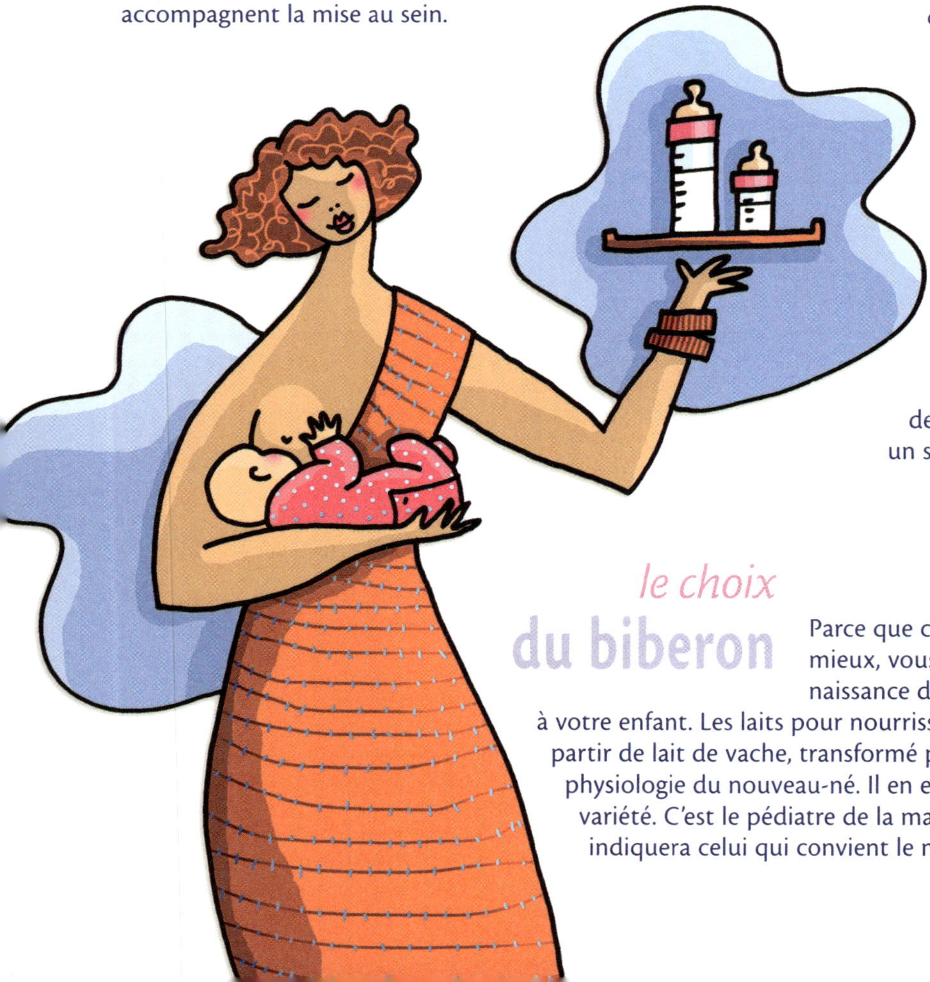

le choix du biberon

Parce que cela vous convient mieux, vous choisirez dès la naissance de donner le biberon à votre enfant. Les laits pour nourrissons sont élaborés à partir de lait de vache, transformé pour être adapté à la physiologie du nouveau-né. Il en existe une très grande variété. C'est le pédiatre de la maternité qui vous indiquera celui qui convient le mieux à votre enfant.

37ème semaine

DATE du ____ au ____

Rendez-vous

À faire

Notes

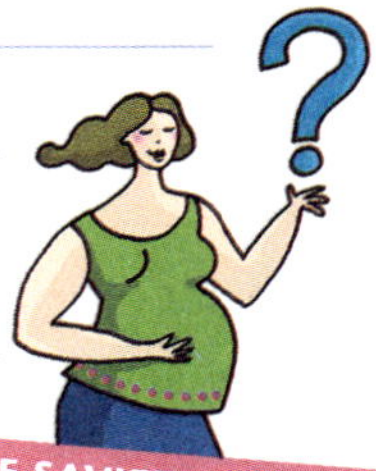

LE SAVIEZ-VOUS ?

C'EST BON AUSSI POUR LA SANTÉ DE LA MÈRE : L'ALLAITEMENT PROLONGÉ DIMINUE LES RISQUES DE CANCER DU SEIN.

Votre valise pour la maternité

pour le jour « J »

N'attendez pas le dernier moment pour préparer votre valise. Vous pouvez très bien accoucher au début du 9e mois, quatre semaines avant la date prévue. Et il vous faut prévoir pour deux. Pour vous, prenez une chemise ample ou un grand tee-shirt dans lequel vous serez à l'aise, une robe de chambre, des chaussons, ainsi qu'une tenue pour après. Placez votre valise dans un endroit où elle sera facilement accessible si vous devez partir rapidement, ou encore pour que votre compagnon, par exemple, puisse vous l'apporter à la maternité.

pour votre séjour

Pour l'allaitement, prévoyez de grands tee-shirts ou des chemises de nuit qui s'ouvrent devant, ainsi que des soutiens-gorge d'allaitement (et des coussinets). Côté toilette, il vous faudra des serviettes de bain et des serviettes hygiéniques. Des slips jetables (de préférence en filet, pas du tout sexy mais plus confortables !) vous seront d'un grand secours. Ajoutez des lingettes nettoyantes, une petite bouée gonflable (en cas d'épisiotomie), un sèche-cheveux et des mouchoirs. Enfin, n'oubliez pas le livret de famille, le carnet de maternité, la carte Vitale et la carte de votre mutuelle.

pour le séjour du bébé

Prévoyez un body et un pyjama par jour, des brassières, des chaussons ou des chaussettes, des bavoirs, un bonnet, et une tenue de sortie. Pensez également aux draps de berceau. Enfin, n'oubliez pas son nécessaire de toilette, avec des produits pour les soins, et des serviettes (voir 33). Souvent, les maternités communiquent une liste, qui tient compte de ce qu'elles fournissent aux mamans.

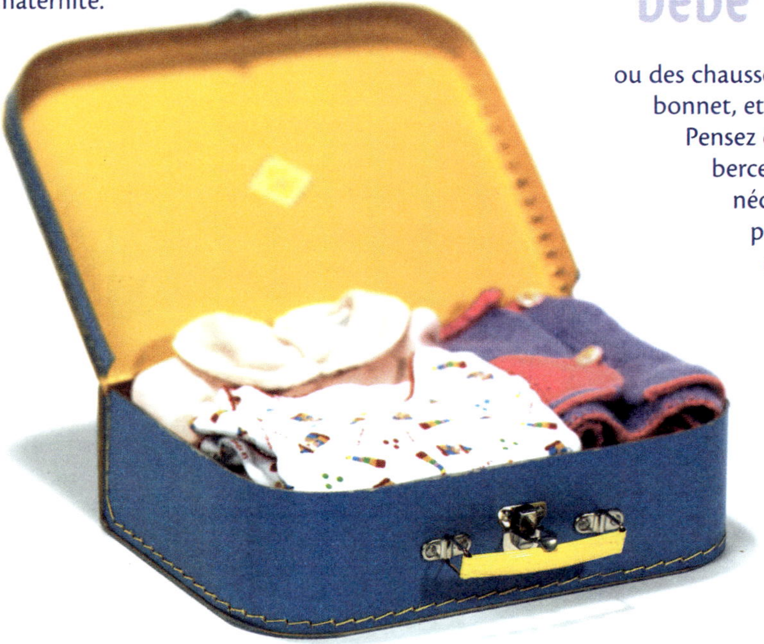

38ème semaine

DATE du ____ au ____

Rendez-vous

À faire

Notes

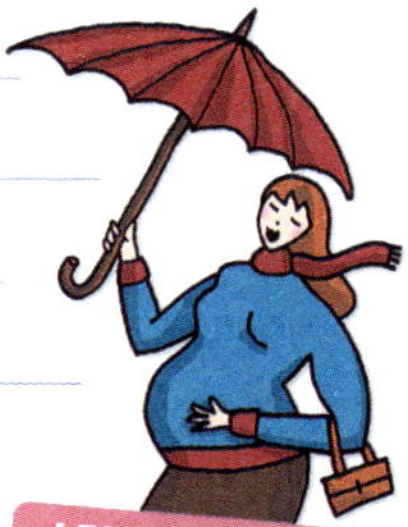

LES BONS RÉFLEXES

Si le bébé qui arrive a déjà des frères et sœurs, emportez un petit cadeau que vous leur offrirez de sa part lorsqu'ils viendront vous voir à la maternité.

l'approche de la naissance

la dernière consultation

Lors de la dernière consultation avant l'accouchement, le médecin ou la sage-femme va déterminer la façon dont se présente le futur bébé. Il ou elle doit s'assurer qu'il se présente bien par la tête et évaluer aussi, par un toucher vaginal, les dimensions de votre bassin.

envisager la péridurale

Cette technique permet aux femmes qui le désirent d'accoucher sans douleur, tout en participant à la naissance. Si vous optez pour la péridurale, l'anesthésiste vérifie qu'il n'existe pas de contre-indication (troubles de la coagulation, anomalies de la colonne vertébrale, etc.).

les premiers signes

Avant de ressentir les signes indiquant que l'accouchement est proche, on craint souvent de ne pas savoir les repérer. Mais quand ils se manifestent, on les reconnaît en général avec certitude : contractions intenses et régulières, ou rupture de la poche des eaux, ou les deux à la fois… il est temps, et vous le savez ! Les contractions précédant l'accouchement ne ressemblent pas à celles qui se manifestent lors de la grossesse. Elles sont régulières et douloureuses, de plus en plus fréquentes et de plus en plus longues.

l'accueil à la maternité

C'est une sage-femme qui vous prend en charge. Grâce à votre dossier, elle connaît déjà vos antécédents et l'histoire de votre grossesse. Elle vous posera d'abord quelques questions : Comment sont vos contractions ? Quand ont-elles commencé ? Avez-vous perdu du liquide amniotique ? du sang ? Sentez-vous votre bébé bouger ? Elle va évaluer ensuite si l'accouchement est imminent ou pas, et s'il pourra s'effectuer sans souci par les voies naturelles. Par toucher vaginal, elle obtient deux informations essentielles : la position de la tête de votre bébé (haute ou basse) et l'état de votre col (longueur, tonicité, ouverture, localisation). Ensuite elle pose un monitorage (ou *monitoring*) pour enregistrer d'une part vos contractions et d'autre part le rythme cardiaque du bébé. À partir de tous ces éléments la sage-femme décidera de la suite des événements. Il se peut qu'elle vous renvoie chez vous si le travail n'a pas débuté, sauf si la poche des eaux est rompue ou fissurée.

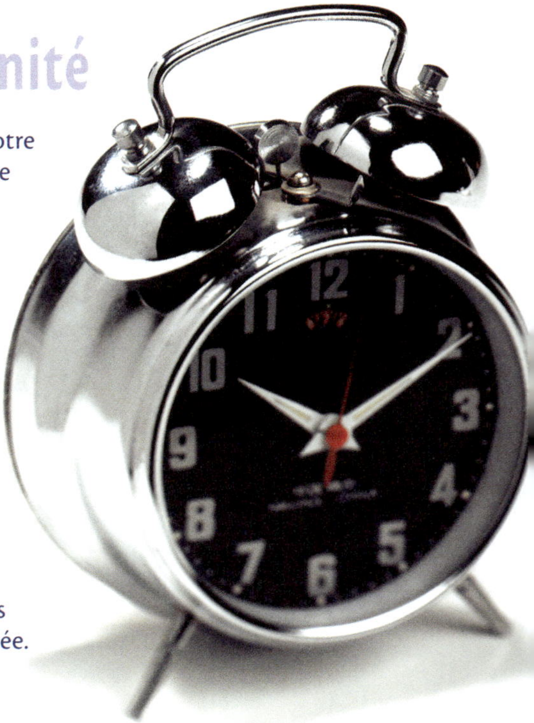

39ème semaine

DATE du ____ au ____

Rendez-vous

À faire

Notes

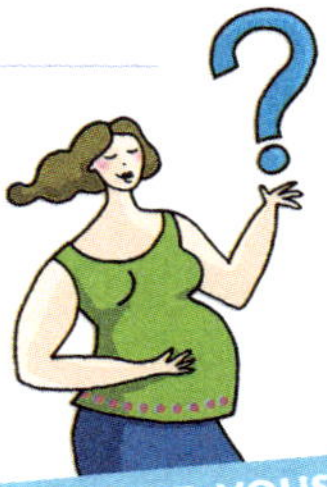

LE SAVIEZ-VOUS ?

Le bouchon muqueux est constitué de glaires blanchâtres, parfois teintées de sang, qui obstruent le col utérin. Elles sont expulsées lorsque ce dernier commence à se modifier.

l'accouchement

la dilatation du col

Quand la sage-femme juge que le col est assez dilaté, elle vous installe alors en salle de naissance dans un lit. Le col s'ouvre progressivement à raison de 1 à 2 cm par heure environ, comme un col roulé qui se transformerait en col ras. Vous êtes sous perfusion pendant l'accouchement. Vous êtes aussi placée sous monitorage pour surveiller le bébé. Le col doit atteindre une ouverture de 10 cm, et la durée du travail est très variable d'une femme à l'autre. La tête du bébé pourra alors passer dans le bassin. Ce n'est qu'une fois le col complètement dilaté et le bébé engagé dans le bassin que vous commencerez à pousser. Si la poche des eaux ne s'est pas rompue, car elle peut rester intacte jusqu'à la naissance, ce sera la sage-femme qui la rompra au cours du travail.

l'expulsion

Elle ne dure en général que 20 à 30 minutes. À ce moment-là, vous êtes le plus souvent allongée, les jambes écartées et les mollets posés sur des gouttières ajustées. La sage-femme vous demande de pousser à chaque contraction. Afin d'optimiser la poussée, ramenez vos genoux vers les épaules, en attrapant vos cuisses. Pendant une poussée, la sage-femme peut être amenée à réaliser une épisiotomie pour faciliter l'accouchement. Une fois la tête dégagée, votre enfant sortira très vite et sera posé sur votre ventre : ce sera enfin le grand moment de découvrir ce petit être tout neuf.

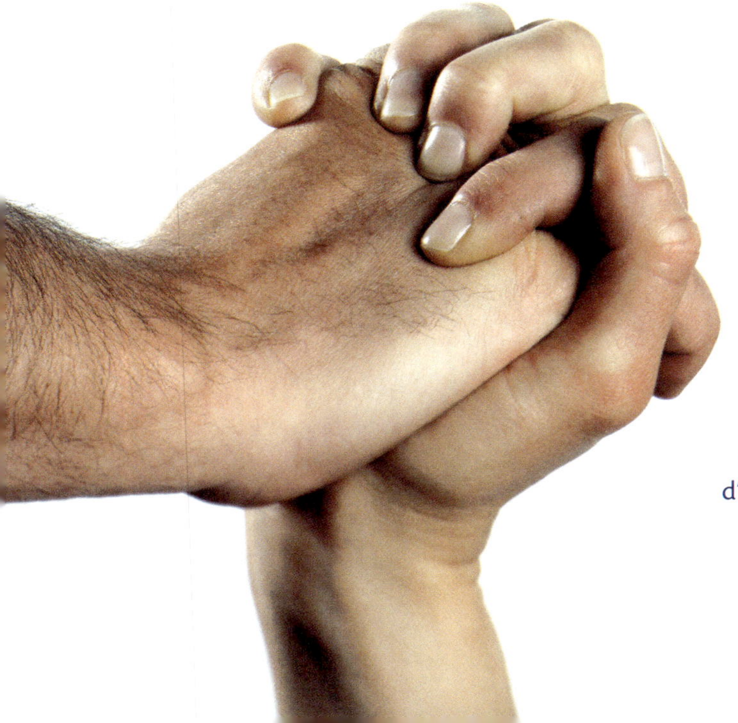

la délivrance

Votre enfant est né. Vous allez rester ensemble un moment, puis la sage-femme l'emporte pour lui donner les premiers soins. Pour vous, des contractions utérines vont reprendre, qui permettent de décoller le placenta. La sage-femme vérifie soigneusement que le placenta a été complètement expulsé. Enfin, elle suture le périnée, en cas d'épisiotomie ou de déchirure.

40ème semaine

DATE du ____ au ____

Rendez-vous

À faire

Notes

Premiers jours à la maternité

les soins à la maman

Après l'accouchement, la sage-femme évalue régulièrement l'importance de vos saignements et vérifie la diminution progressive du volume de l'utérus. Elle surveille votre pouls, votre tension artérielle et votre température ; si vous avez eu une épisiotomie, elle vous aide pour les premières toilettes intimes et ensuite elle vérifie la cicatrisation. Si vous avez accouché par césarienne, des soins particuliers vous sont prodigués. Les premiers jours, l'infirmière vous administre des antalgiques (contre la douleur) et pendant 24 heures vous gardez une sonde urinaire. Le pansement est refait tous les deux jours.

la surveillance du nouveau-né

Votre enfant doit s'adapter à un nouvel environnement, à la vie à l'air libre et à l'alimentation par la bouche. Les puéricultrices surveillent particulièrement deux données essentielles : le bébé mange-t-il bien ? Son appareil digestif fonctionne-t-il comme il faut ? Pour le confirmer, elles observent chaque jour l'évolution de son poids, la consistance et l'aspect de ses selles, ainsi que la couleur de sa peau pour détecter une éventuelle jaunisse. Il sera également examiné très attentivement par le pédiatre. Autant de précautions pour s'assurer que le nouveau-né est en bonne santé.

s'initier aux premiers soins du bébé

Au lendemain de l'accouchement, le premier bain de votre bébé peut être donné en votre présence par une puéricultrice qui prend le temps de vous expliquer chaque geste. Elle vous montre aussi les soins du cordon ombilical, et comment changer et habiller votre nouveau-né.

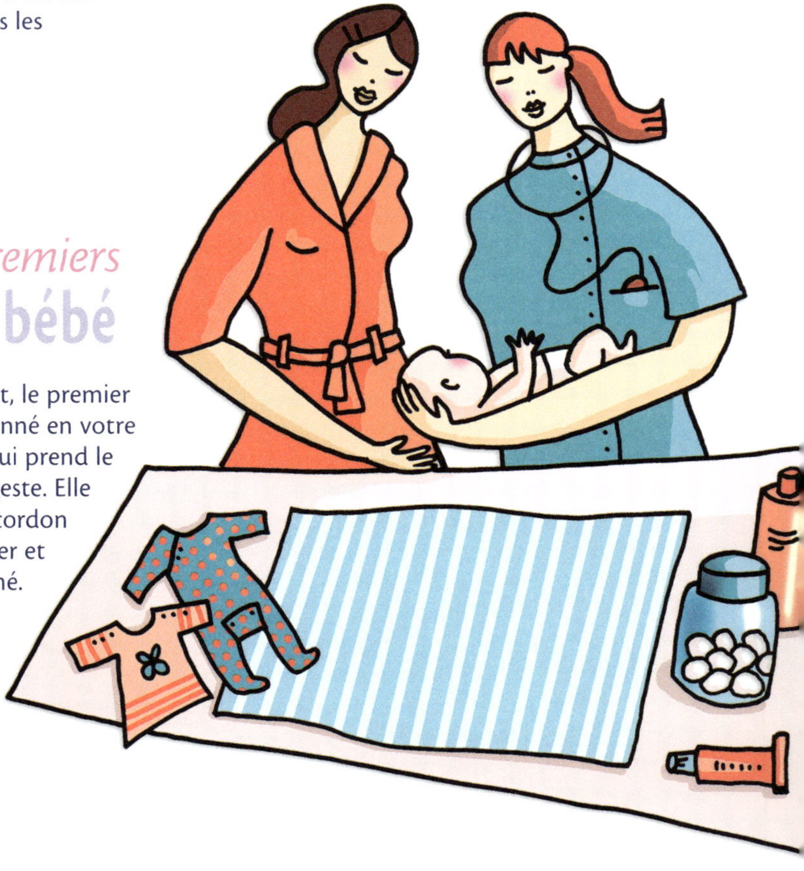

41ème semaine

DATE du ______ au ______

Rendez-vous

À faire

Notes

lien mère-enfant

la mise au sein

L'allaitement se fait à deux et il vous faudra peut-être quelques jours avant d'être au point avec votre bébé. Installez-vous confortablement de sorte qu'aucun muscle ne soit sollicité (allongée sur le côté ou assise avec un petit banc sous les pieds et des coussins dans le dos et sous les coudes). Laissez votre bébé venir seul au sein et découvrir instinctivement la tétée. Il prendra tout le mamelon dans sa bouche et autant d'aréole qu'il peut. Le nombre de tétées et l'efficacité de la stimulation durant les premiers jours conditionnent la production de lait pour toute la durée de l'allaitement. Avant la véritable montée de lait, aux alentours du 3e jour après la naissance, c'est le colostrum, liquide orangé, qui va nourrir votre enfant.

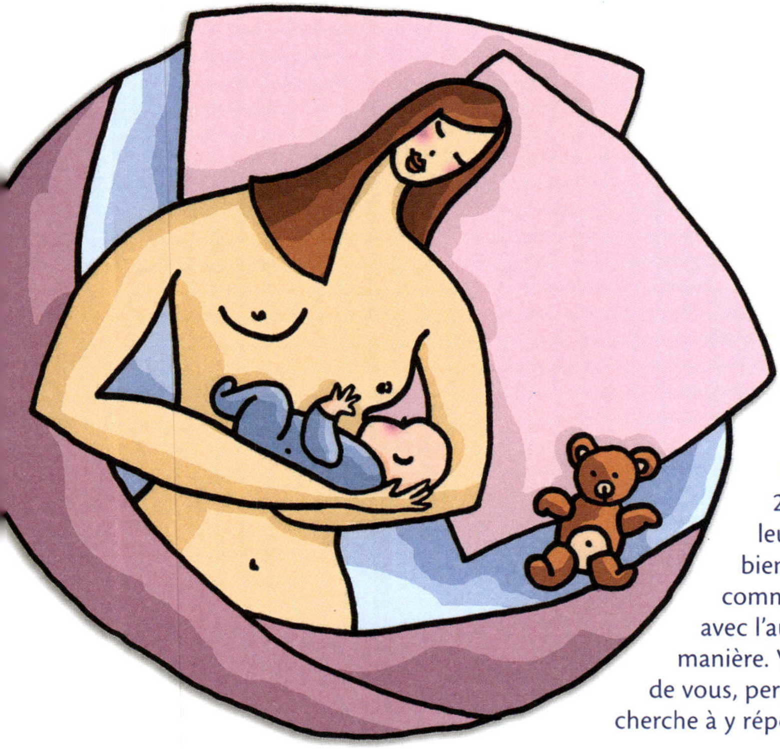

nourrir son bébé au biberon

La maternité vous fournira des biberons prêts à l'emploi et vous indiquera comment les préparer et les doser une fois de retour chez vous (30 ml d'eau minérale pour une dose de lait en poudre, en prenant soin de mettre l'eau avant la poudre). Au début, donnez les biberons à la demande du bébé plutôt que selon un horaire trop précis, tous en respectant tout de même un délai de deux heures et demi entre chaque tétée, le temps de la digestion. Installez-vous bien. Les premiers biberons sont irréguliers dans le temps et en quantité. Vous apprendrez très vite, comme le père, à nourrir votre bébé.

premiers échanges avec votre bébé

Les mamans passent souvent les 24 heures suivant la naissance à dévorer leur bébé des yeux. Vous êtes encore bien fatiguée, et lui aussi ; mais vous commencez ainsi à faire connaissance l'un avec l'autre, tranquillement, chacun à votre manière. Votre enfant ressent déjà ce qui émane de vous, perçoit le climat affectif qui l'environne, cherche à y répondre, et en garde la mémoire.

1ère semaine

DATE du ____ au ____

Rendez-vous

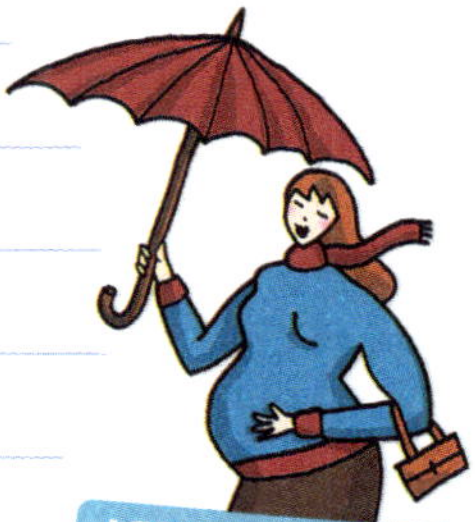

À faire

LES BONS RÉFLEXES

Pour lui faire faire son rot, posez votre enfant sur le ventre contre votre épaule en tapotant tout doucement son dos ou en le massant.

Notes

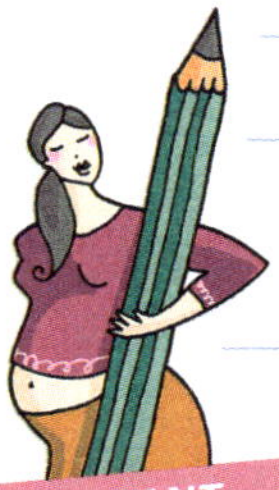

IMPORTANT

Donnez le sein à votre enfant dans un endroit calme. Reposez-vous en même temps que lui. Pensez à boire en grande quantité.

déclaration de naissance

la déclaration à l'état civil

En France, elle est obligatoire dans les trois jours suivant la naissance. Dans la plupart des hôpitaux, c'est un officier d'état civil qui s'en charge sur place. Le père n'a pas à se déplacer à la mairie, mais cet acte n'étant pas anodin, vous pouvez choisir de faire cette démarche vous-même en le précisant à la maternité. Pour les couples non mariés, une reconnaissance de l'enfant est nécessaire, à faire avant ou après la naissance.

autres formalités après la naissance

Pour bénéficier du remboursement des frais supplémentaires et percevoir les indemnités journalières de maternité pendant la période postnatale, vous devez adresser le bulletin d'hospitalisation et le certificat d'accouchement, accompagné d'un extrait d'acte de naissance ou d'une photocopie de votre livret de famille à la Sécurité sociale dans les 48 heures après la naissance. L'attestation du premier certificat de santé de votre enfant, délivrée par la maternité, est à adresser à la CAF avec une extrait d'acte de naissance, pour toucher éventuellement la PAJE (prestation d'accueil du jeune enfant).

un acte détaillé

L'acte de naissance est établi sur présentation du livret de famille (ou d'une pièce d'identité) et du certificat de naissance du médecin ou de la sage-femme qui a procédé à l'accouchement. Il mentionne le jour, l'heure et le lieu de naissance, le sexe, les noms et prénoms de l'enfant, ainsi que les noms, prénoms, dates de naissance, domiciles et professions des parents.

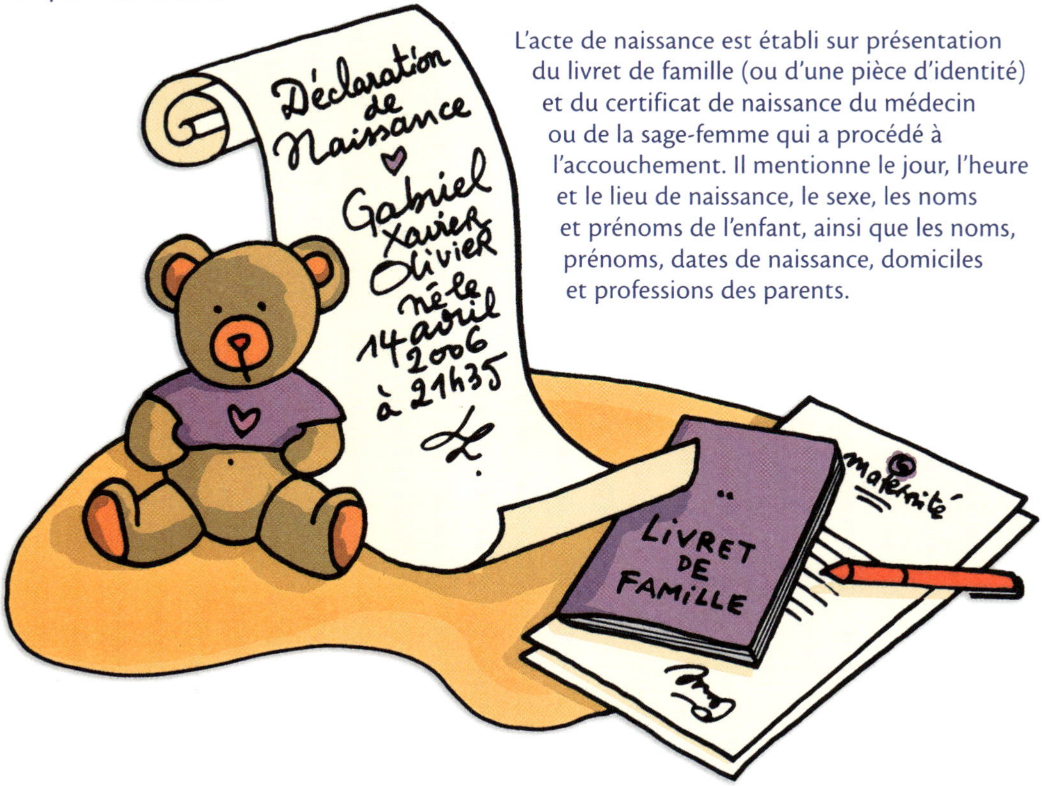

2ème semaine

DATE du ____ au ____

Rendez-vous

À faire

Notes

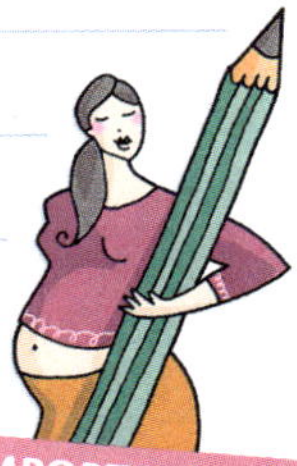

IMPORTANT

N'oubliez pas d'adresser également un extrait d'acte de naissance à votre mutuelle.

Se faire aider

fatigue et baby blues

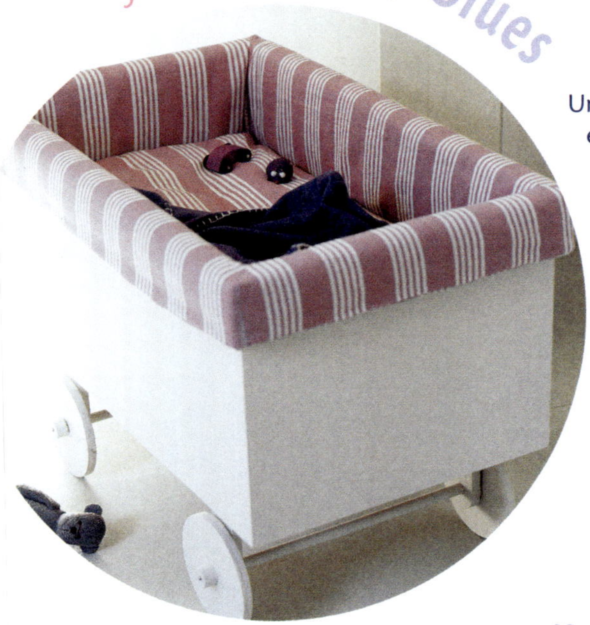

Un accouchement est un effort physique et un bouleversement psychologique considérables. La sensation de fatigue qui suit est parfois masquée par une certaine excitation liée au bonheur d'être maman et de voir le papa radieux. Il arrive que vers le 3e jour après l'accouchement, vous ayez comme un gros « coup de cafard » qui peut durer de quelques heures à quelques jours. N'hésitez surtout pas à en parler autour de vous, à votre compagnon comme à l'équipe médicale de la maternité qui saura vous rassurer.

de retour chez soi

C'est le moment de vous organiser. Le père peut prendre le relais et s'occuper de bébé pour que vous puissiez vous reposer. Ou encore quelqu'un de votre entourage peut venir vous aider chez vous pendant les premiers jours notamment pour les tâches ménagères.

Et pourquoi ne pas faire appel à une sage-femme en libéral ? Sachez que les honoraires peuvent être pris en charge par la sécurité sociale.

les visites postnatales

Avant la sortie de la maternité, le médecin vous proposera une contraception de relais, jusqu'au retour de couches, que vous allaitiez ou non votre enfant. Une visite postnatale est obligatoire 6 à 8 semaines après la naissance. Elle permet de faire le point sur votre grossesse et sur le déroulement de l'accouchement pour prévenir toute complication ultérieure. Lors de cette consultation, le médecin va évaluer, entre autres, l'état de votre périnée, et, le plus souvent, il vous prescrira des séances de rééducation périnéale.

3ème semaine

DATE du ____ au ____

Rendez-vous

À faire

Notes

Dans ce guide pratique, vous trouverez des renseignements complémentaires :

- *pour équilibrer votre alimentation (menus, apports alimentaires, courbe de poids),*
- *pour prendre soin de votre santé (médicaments et vaccinations),*
- *pour aller plus loin dans votre recherche d'informations (adresses utiles).*

Et maintenant que votre bébé est né, vous pourrez noter vos impressions et les premières réactions de ce petit être qui entre dans votre vie.

annexes

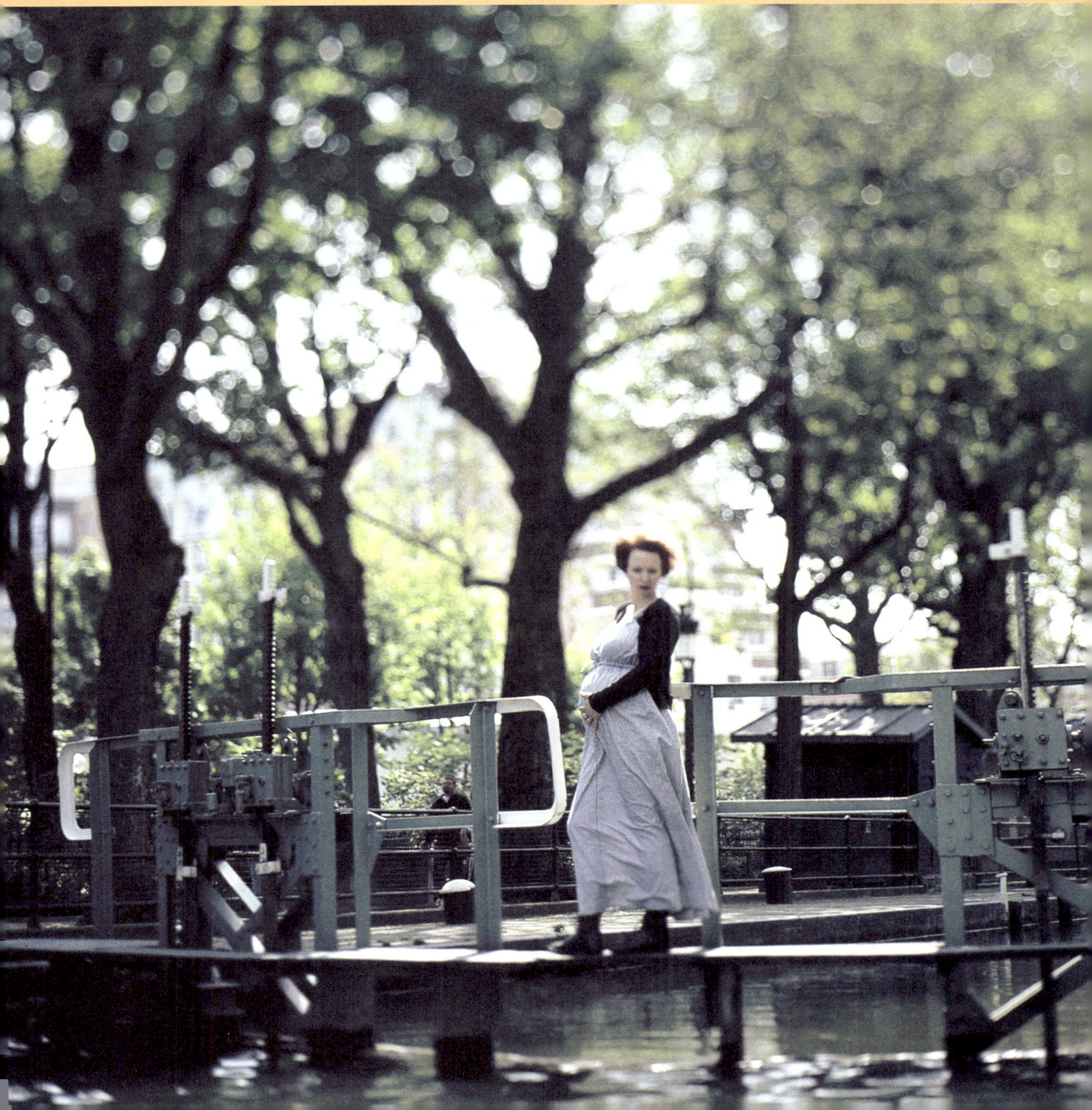

Les menus de la semaine

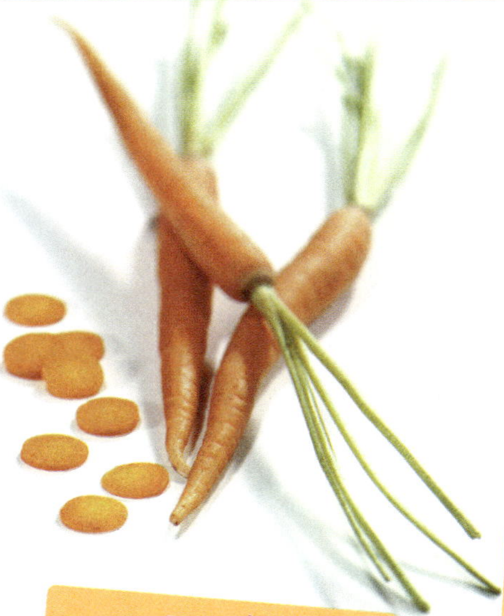

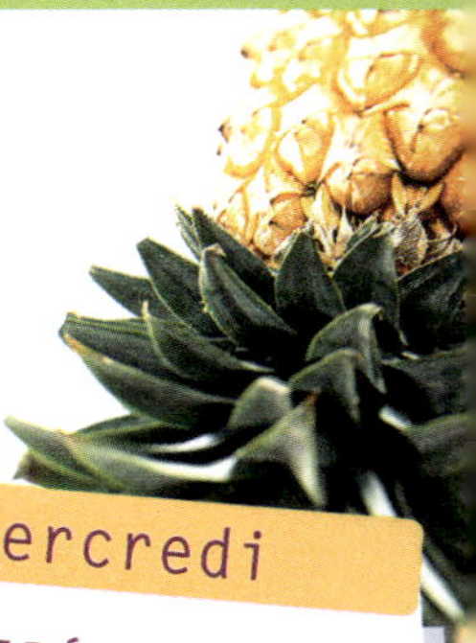

lundi

PETIT DÉJEUNER
- Une tasse de thé
- 3 ou 4 tranches de pain beurrées
- Un yaourt

DÉJEUNER
- Céleri rémoulade
- Steak grillé aux herbes
- Tomates provençales
- Un morceau de camembert
- Une salade de fruits
- Pain

COLLATION
- Riz au lait

DÎNER
- Soupe au pistou
- Filet de merlan aux pommes persillées
- Fromage blanc
- Une orange

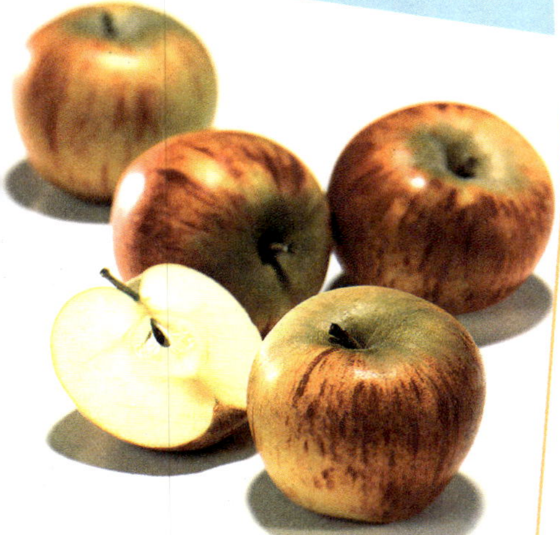

mardi

PETIT DÉJEUNER
- Une tasse de café
- Un grand bol de céréales avec du lait
- Une poire

DÉJEUNER
- Salade de tomates et concombres
- Darne de saumon au four
- Riz créole
- Une part de saint-paulin
- Compote de pommes avec une boule de glace à la vanille

COLLATION
- Pain avec crème de gruyère

DÎNER
- Taboulé
- Courgettes farcies au gratin
- Fraises au sucre
- Pain

mercredi

PETIT DÉJEUNER
- Un bol de café au lait
- 3 tranches de pain complet
- Une petite tranche de jambon

DÉJEUNER
- Osso bucco aux spaghettis
- Salade verte
- Un yaourt
- Raisin

COLLATION
- Un thé au lait
- Gâteaux secs
- Un kiwi

DÎNER
- Salade de mâche et betteraves
- Omelette aux champignons et à l'emmental
- Pruneaux
- Pain

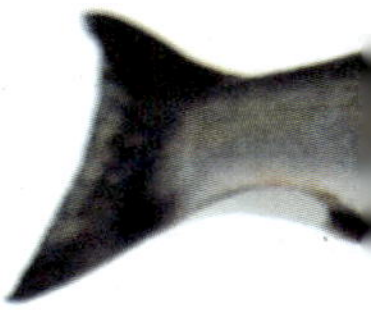

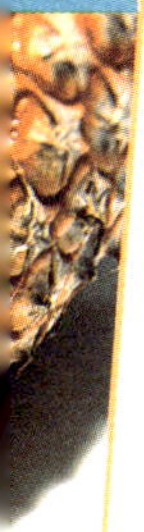

jeudi

PETIT DÉJEUNER
- Un bol de lait
- 4 biscottes beurrées avec confiture
- Un demi-pamplemousse

DÉJEUNER
- Salade d'endives au bleu et aux noix
- Poulet rôti
- Jardinière de légumes
- Gâteau de semoule
- Pain

COLLATION
- Muesli au yaourt

DÎNER
- Potage au cresson
- Tagliatelles à la tomate et au parmesan
- Compote de rhubarbe
- Pain

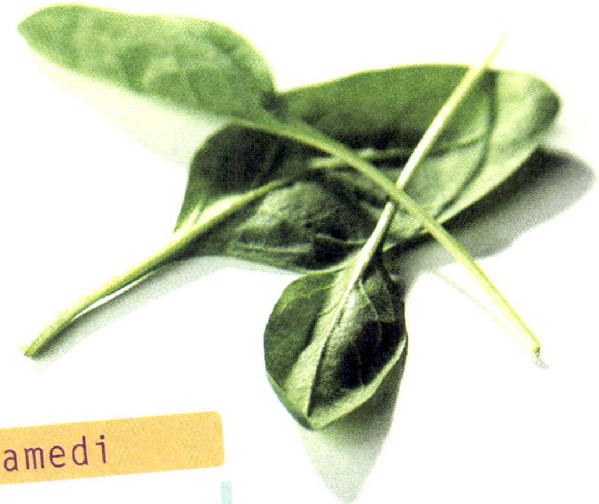

vendredi

PETIT DÉJEUNER
- Une tasse de thé
- 3 tranches de pain
- Une portion de comté
- Un jus de fruits

DÉJEUNER
- Quelques rondelles de saucisson sec
- Cabillaud au four
- Épinards à la béchamel
- Un yaourt
- Raisin
- Pain

COLLATION
- Un verre de lait parfumé
- 2 tranches de pain d'épices

DÎNER
- Salade de pommes de terre
- Endives au jambon et au fromage
- Flan à la cannelle
- Pain

samedi

PETIT DÉJEUNER
- Un verre de jus de fruit
- 4 tranches de pain grillé au miel
- Un yaourt

DÉJEUNER
- Salade verte
- Une pizza quatre fromages
- Un sorbet

COLLATION
- Un ramequin de fromage blanc
- Une banane

DÎNER
- Une truite en papillote
- Fenouil et pommes de terre à la vapeur avec une noix de beurre cru
- Une salade de fruits
- Pain

dimanche

PETIT DÉJEUNER
- Un bol de café au lait
- Une brioche
- Marmelade d'orange
- Un yaourt

DÉJEUNER
- Salade d'avocat et crevettes
- Gigot d'agneau
- Flageolets
- Une part de fromage de chèvre
- Une tarte aux pommes

COLLATION
- Une orange
- Une tranche de pain beurrée

DÎNER
- Salade composée avec crudités variées, thon, jambon et emmental
- Une pêche
- Pain

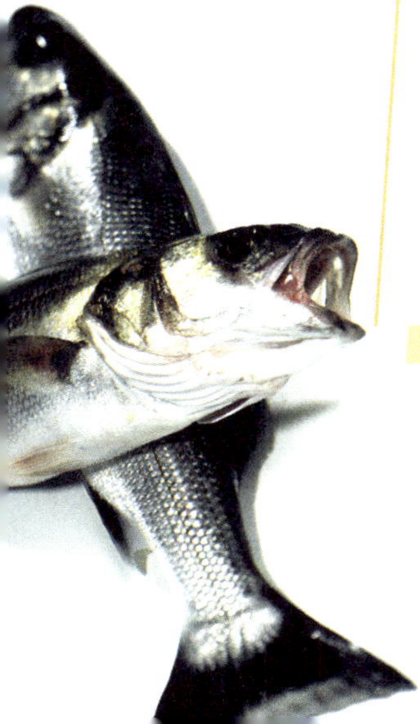

Les apports alimentaires

les vitamines

CATÉGORIE	À QUOI SERT-ELLE ?	OÙ LA TROUVER ?
A : rétinol (+ bêta-carotène)	**Vue, croissance, peau et muqueuses**	**Œufs, beurre, lait** (fruits et légumes)
D : calciférol	Assimilation du calcium, donc croissance, santé des os et des dents	Œufs, produits laitiers, poissons gras. La vitamine D est surtout fabriquée par la peau sous l'action du soleil
E : tocophérol	Antioxydant	Huiles végétales, germes de blé, fruits oléagineux
K	Coagulation du sang	Légumes à feuilles vertes, foie. Vitamine surtout produite par les bactéries intestinales
B1 : thiamine	Métabolisme des glucides, systèmes nerveux et musculaire	Céréales complètes et dérivés, légumes secs, levure de bière, abats
B2 : riboflavine	Métabolisme des glucides, lipides, protéines	Abats, viande, produits laitiers, céréales, levure
B5 : acide pantothénique	Métabolisme des glucides et des lipides	Viandes, abats, œufs, céréales, levure
B6 : pyridoxine	Métabolisme des protéines Formation de l'hémoglobine	Céréales, levure, viandes, abats, poisson
B8 : biotine	Métabolisme des glucides, lipides et protéines	Abats, œufs, légumes secs, fruits secs
B9 : acide folique	Multiplication cellulaire, indispensable à la croissance	Légumes verts, salades, fruits, légumes secs, fromages fermentés, céréales complètes
B12 : cobalamine	Formation des globules rouges Métabolisme des glucides et des lipides	Viande, poisson, foie, œufs, produits laitiers
C : acide ascorbique	Antioxydant, intervient dans la résistance aux infections, la cicatrisation, etc.	Fruits et légumes
PP : niacine	Métabolisme des glucides et lipides	Viande, abats, poisson, légumes secs, levure

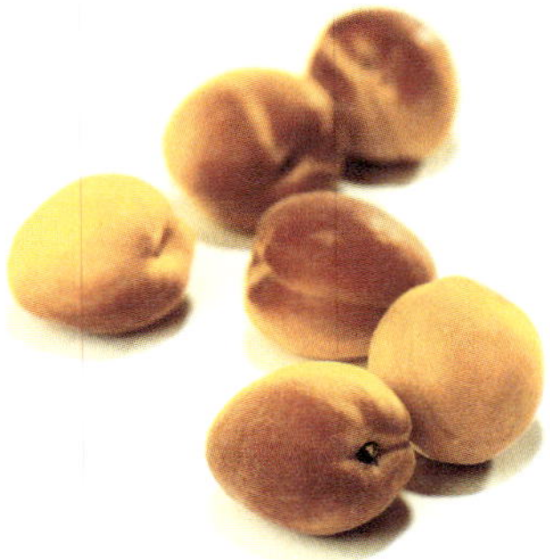
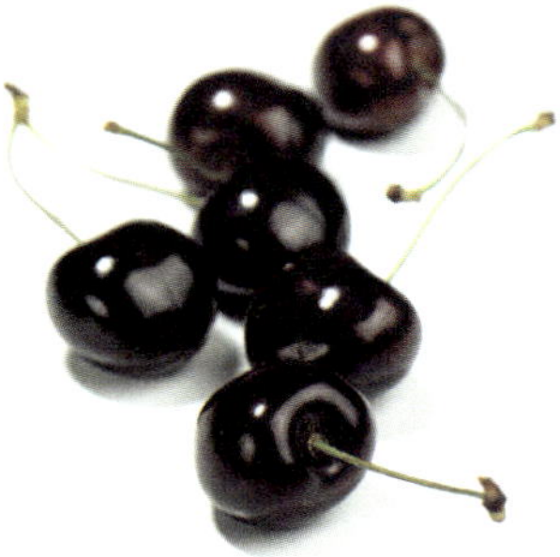
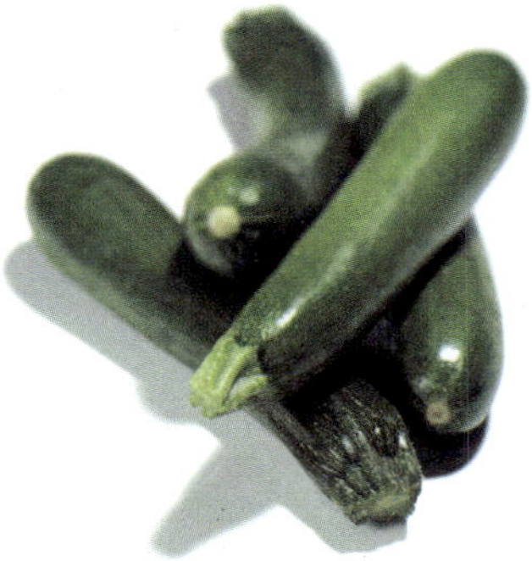

les protéines

LES APPORTS DES MEILLEURES SOURCES	
100 g de viande rouge ou blanche	16 à 20 g
100 g de volaille	18 à 20 g
100 g de jambon maigre	18 à 20 g
100 g de poisson	16 à 20 g
100 g de crevettes décortiquées	18 g
2 oeufs	15 à 18 g
1 bol de lait (1/4 de litre)	8 g
1 yaourt	4 à 5 g
100 g de fromage blanc	8 g
1 part d'emmental (30 g)	9 g
1/8 de camembert	7 g
1 part de saint-paulin (30 g)	7 g

les glucides

LES MEILLEURS APPORTS	
Pain 1/4 de baguette	32 g
Pain complet 3 tranches *(50 g)*	26 g
Biscottes 2 *(30 g)*	20 g
Farine *(20 g)*	14 g
Riz blanc cuit *(100 g)*	26 g
Pâtes cuites *(100 g)*	22 g
Semoule cuite *(100 g)*	24 g
Pommes de terre cuites *(100 g)*	18 g
Lentilles cuites *(100 g)*	12 g
Haricots blancs cuits *(100 g)*	18 g
Pois chiches cuits *(100 g)*	18 g
Maïs cuit *(100 g)*	19 g

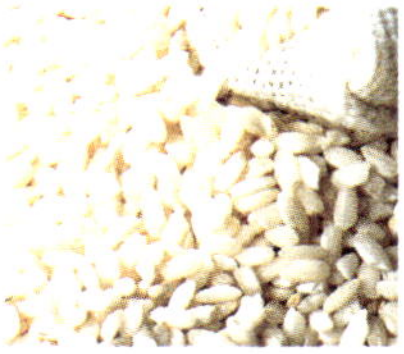

le calcium *les apports de différents aliments*

ALIMENT	CALCIUM *(en mg)*
1 bol de lait entier, écrémé, ou demi-écrémé *(250 ml)*	300
1 yaourt *(tous types)*	150
1 ramequin de fromage blanc *(100 g)*	120
1 part de fromage *(30 g)*	
▪ type emmental	300
▪ type bleu	210
▪ type saint-paulin	180
▪ type camembert	120
▪ type chèvre sec	60
1 verre d'eau calcique *(125 ml)*	30 à 75
Amandes, noix, noisettes *(25 g)*	50
Légumes verts *(100 g)*	30 à 50
Viande, poisson *(100 g)*	10 à 20
Pâtes, riz *(100 g cuits)*	6
Pain *(1/4 baguette)*	6

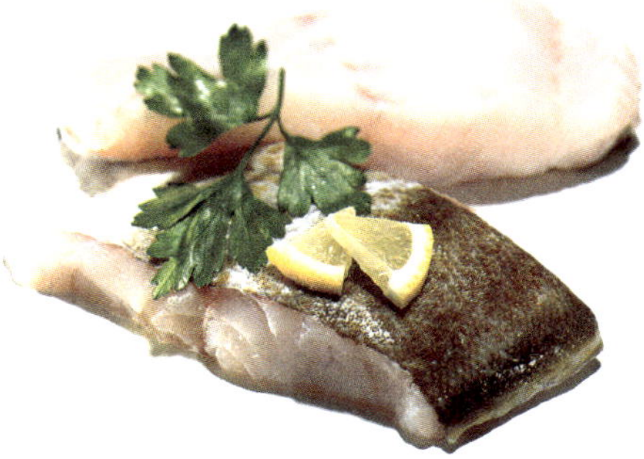

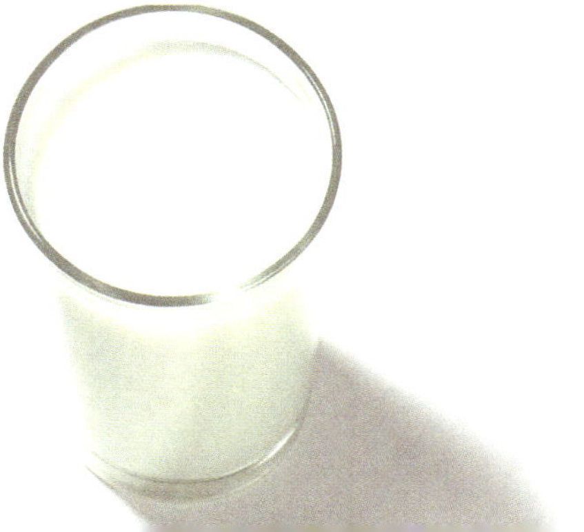

Médicaments et vaccinations

Pas d'automédication !

Des médicaments sans danger en temps normal peuvent avoir des conséquences parfois graves pendant la grossesse. Certaines précautions permettent cependant de limiter les risques.
Si vous tombez malade alors que vous êtes enceinte, même s'il s'agit d'un banal rhume, consultez toujours un médecin : il vous prescrira des médicaments qui ont fait la preuve de leur innocuité pour le bébé. Si vous souffrez d'une maladie chronique (diabète, cardiopathie...), il sera peut-être amené à modifier votre traitement.
La règle d'or est d'arrêter toute automédication. Ne décidez jamais vous-même des médicaments que vous devez prendre, même si ceux-ci vous semblent a priori sans aucun danger (y compris des médicaments à base de plantes). Demandez toujours conseil à votre médecin, qui verra comment soigner les affections dont vous pourriez souffrir pendant votre grossesse.

Contre la toux

Si les expectorants contenant de la carbocystéine ne semblent pas poser de problème, les antitussifs, généralement dérivés de la codéine, sont à éviter.

Contre le rhume

Les médicaments qui débouchent le nez ne doivent être utilisés que de façon ponctuelle, en cas d'absolue nécessité. Ils sont en effet suspectés de provoquer des malformations.

Contre les maux de tête et la fièvre

Le paracétamol paraît sans risque aux doses usuelles, mais l'aspirine est à proscrire, car elle perturbe la coagulation sanguine et semble, en outre, présenter une toxicité pour le rein, le cœur et les poumons du futur bébé.

Contre la fatigue et l'anémie

Les besoins en fer, en vitamines et en oligo-éléments sont plus importants dès que l'on est enceinte. Des médecins les prescrivent de façon systématique pendant la grossesse pour lutter contre une carence éventuelle.

Pour votre enfant

Certains médicaments pourront aussi être prescrits pour votre futur enfant. Votre organisme servira alors de « véhicule » pour ces substances qui traiteront in utero les maladies qu'il a pu contracter dans votre ventre.

Se faire vacciner ?

S'il existe des vaccins inoffensifs, d'autres peuvent se révéler dangereux pour le futur enfant.
Si on tient compte de leurs conséquences pour la femme enceinte ou le fœtus, on peut classer les vaccins en trois catégories.

- **Dangereux.** Sont à éviter les vaccinations contre la poliomyélite par voie orale, contre la coqueluche, les oreillons, la rougeole, la rubéole, et contre la fièvre jaune.
- **Déconseillés.** Ce sont les vaccins contre la brucellose, la diphtérie, la rage, la tuberculose et la typhoïde.
- **Inoffensifs.** Il s'agit des vaccins contre la grippe, l'hépatite B, la poliomyélite (le vaccin injectable seulement), le tétanos, et le choléra.

Votre courbe de poids

Le bon poids

Durant le premier trimestre vous prendrez 3 kg tandis que le poids du fœtus augmentera très peu. Vous constituez ainsi des réserves utiles pour la croissance rapide de votre bébé au cours des mois qui suivent.

Au 2e trimestre, vous devez prendre environ 1kg/mois, puis 1,5 à 2 kg/mois le dernier trimestre, soit un total de 10 à 15 kg en moyenne.

Votre prise de poids en fin de grossesse sera répartie entre le poids du bébé (environ 3,5 kg à la naissance), ceux du placenta (0,7 kg) et du liquide amniotique (1 kg), l'augmentation du volume de l'utérus et des seins (1,6 kg), l'augmentation du volume sanguin (1,5 kg) et enfin les graisses de réserve (entre 3 et 4 kg).

La prise de poids conseillée

Elle est proportionnelle à votre corpulence. Pour évaluer cette dernière, calculez votre indice de masse corporelle (IMC) en divisant votre poids (en kilos) par votre taille (en mètre) élevée au carré. Par exemple, si vous pesez 62 kg pour 1,65 m, votre IMC est de 62 : (1,65 x 1,65) = 22,8.

IMC	Corpulence	Prise de poids conseillée
< 18,5	maigre	16 à 18 kg
18,5 - 24,5	normale	10 à 15 kg
> 25	surpoids	6 à 10 kg

Tracez votre courbe

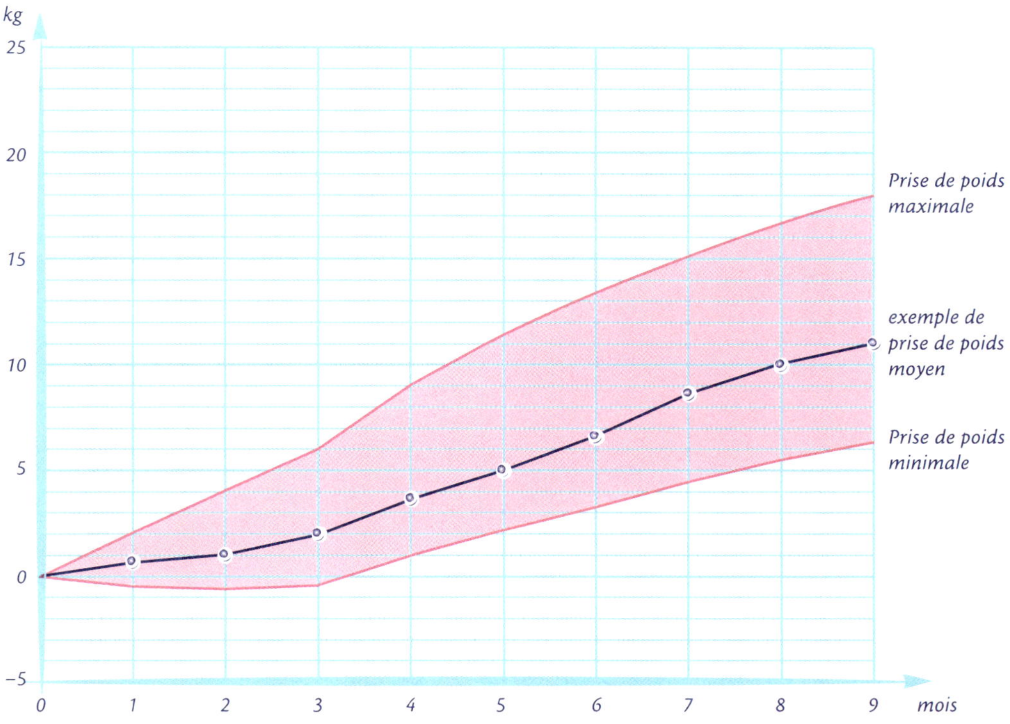

mes premiers moments avec mon enfant

Bébé est là ! Vous allez apprendre à vous connaître et vivre avec lui des instants privilégiés. Notez vos impressions, vos joies, vos réactions et celles de votre enfant dans ces pages. Vous les relirez avec plaisir lorsque vous annoterez, par exemple, les photos prises à la naissance dans l'album de famille.

mes notes

mes notes

mes notes

mes notes

mes notes

mes notes

mes notes

mes notes

mes notes

Adresses utiles pendant votre grossesse

Sites généralistes :

Pour trouver des réponses à vos questions, vous pouvez consulter les sites suivants, remis à jour régulièrement :

- **www.doctissimo.fr**
- **www.famili.fr**
- **www.infofemmes.com**
- **www.magrossesse.com**
- **www.neufmoisetplus.com**
- **www.pediatres.online.fr**

Suivi des femmes enceintes :

▶ **Conseil national de l'ordre des sages-femmes**

56, rue de Vouillé
75015 Paris
01 45 51 82 50
www.ordre-sages-femmes.fr

Organismes de santé :

▶ **Ministère des Solidarités de la Santé et de la Famille**

14, avenue Duquesne
75007 Paris
01 40 56 60 00

▶ **Service info emploi du ministère de l'Emploi, du Travail et de la Cohésion sociale**

0 825 347 347

Allocations familiales :

▶ **Caisse nationale d'allocations familiales (CNAF)**

32, avenue de la Sibelle
75685 Paris cedex 14
01 45 65 52 52
Fax : 01 45 65 53 77
www.caf.fr

Sécurité sociale :

▶ **Siège des Caisses primaires d'assurance maladie (CPAM)**

21, rue Georges-Auric
75948 Paris Cedex 19
0 820 90 41 75
www.ameli.fr

▶ **Caisse centrale de la Mutualité Sociale Agricole (MSA)**

Les Mercuriales
40, rue Jean Jaurès
93547 Bagnolet cedex
01 41 63 77 77
www.msa.fr

Haptonomie :

▶ **Centre national de recherche et de développement de l'haptonomie (CIRDH)**

Mal del ore
66400 Oms
04 68 39 42 23
www.haptonomie.org

Droits :

▶ **Centre national d'information et de documentation des femmes et des familles (CNIDFF)**

7, rue du Jura
75013 Paris
01 42 17 12 00
www.infofemmes.com

Allaitement :

▶ **Solidarilait, siège de Paris**

01 40 44 70 70 (ce numéro vous communiquera les numéros en province)

- **La Leche League France**
  BP 18
  78620 L'Étang-la-Ville
  01 39 58 45 84
  www.lllfrance.org

- **Lactarium de la Région Île-de-France**
  26, boulevard Brune
  75014 Paris
  01 40 44 39 14
  www.perinat.org
  Ce site vous procurera les adresses des antennes régionales.

Pour les mères :

- **Association française des femmes enceintes (AFFE)**
  0 892 69 10 09
  www.affe.asso.fr

Pour les pères :

- **Mouvement de la condition paternelle (MCP)**
  Accueil le lundi de 19 h 00 à 23 h 00
  9, rue Jacques-Hillairet
  75012 Paris
  01 44 73 47 50
  www.fmcp.org

Pour les familles :

- **Association française des centres de consultation conjugale (AFCCC)**
  228, rue de Vaugirard
  75015 Paris
  01 45 66 50 00
  www.afccc.fr

- **Association nationale des conseillers conjugaux et familiaux (ANCCEF)**
  BP 60 241
  60722 Pont Sainte-Maxence
  03 44 31 00 20
  http : //anccef.free.fr

- **Fédération nationale couple et famille**
  28, place Saint-Georges
  75009 Paris
  01 42 85 25 98
  www.couples-et-familles.com

- **École des parents et des éducateurs**
  01 44 93 44 93
  www.epe-idf.com

- **Union nationale des associations familiales (UNAF)**
  28, place Saint-Georges
  75009 Paris
  01 49 95 36 00
  www.unaf.fr

- **Familles rurales**
  7, cité d'Antin
  75009 Paris
  01 44 91 88 88
  www.famillesrurales.org

Jumeaux, triplés :

- **Fédération nationale Jumeaux et plus**
  28, place Saint-Georges
  75009 Paris
  01 44 53 06 03
  Fax : 01 44 53 06 23
  www.jumeaux-et-plus.asso.fr

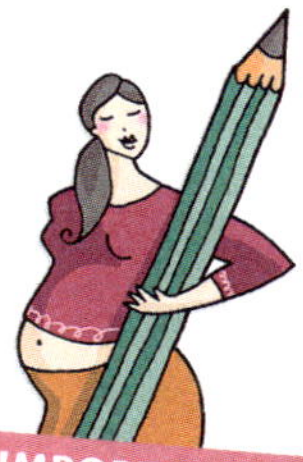

IMPORTANT

Recoupez toujours les informations que vous pourrez obtenir par téléphone, ou sur Internet, notamment pour ce qui concerne votre santé et celle de votre bébé.

Crédits photographiques de *L'agenda de ma grossesse*

Pages d'ouverture des parties © Pascal Houdart - **Échographies** © Marc Althuser/DR - **15e semaine** *Déco Fimo et pâtes durcissantes,* éd. Dessain & Tolra/Larousse 2004, *Auteures* Irène Lassus et Marie-Anne Voituriez, *Styliste* Pascale Chombart de Lauwe, *Photographe* Francis Waldman - **3e semaine après la naissance** *Créations câlines pour mon bébé,* éd. Dessain & Tolra / Larousse 2004, *Auteures et stylistes* Véronique Méry et Pascale Chombart de Lauwe, *Photographe* Fabrice Besse - **Toutes les autres photos** © Olivier Ploton / Larousse

Photogravure AGC, Saint-Avertin. Imprimé par CLERC, Saint-Amand-Montrond.
Dépôt légal : avril 2009 - 303164/01-11008868 - mars 2009